進化から見た病気

「ダーウィン医学」のすすめ

栃内 新　著

ブルーバックス

カバー装幀／芦澤泰偉事務所
カバーイラスト／唐仁原教久
本文図版／楢木佑佳
目次・本文・扉デザイン／中山康子

はじめに

風邪をひいたと感じたとき、あなたは病院に行くだろうか、薬を飲んでふだんどおりに出かけるだろうか、それともただ家で寝ているだろうか。

病院で注射をしてもらわなくても、薬を飲まなくても、普通の風邪ならば、暖かく安静にしていれば自然に治る。それは、我々の身体にはウイルス感染によって起こる風邪などを治すしくみがあるからだ。

また、風邪はウイルス感染が原因だが、風邪の症状はウイルスが作り出しているのではなく、身体の防御反応だということを知っているだろうか。さらに、病院で注射を打ってもらったり、薬を飲んだりすると風邪の症状は治まるが、薬を使って熱を下げると風邪のウイルスが身体の中から退治されるのが遅くなり、風邪がぶり返しやすくなるということは知っているだろうか。

じつは、風邪をひいたときに起こる発熱や、咳・くしゃみなども、風邪を治すための「有利な性質」なのである。それらを「風邪の不快感」として消し去ってしまうことは、ウイルスとのたたかいを妨げることになると警鐘を鳴らしているのが、本書で紹介する「進化医学」という学問である。進化医学は、進化論で知られるチャールズ・ダーウィンの名を取って、「ダーウィン医学」と呼ばれることも多い。本書ではこちらの名称を用いることにする。ダーウィン医学は、いわゆる医学とは異なり、直接的に治療法を生み出すというよりも、ヒトの病気の意味を進化の視点から解き明かそうとする生物学でもある。

ダーウィン医学は、医師であるランドルフ・ネシーと進化生物学者であるジョージ・ウィリアムズによって、一九九一年に提唱された。誕生してからまだ時間の浅い若い学問であるが、ヒトの身体に起こる病気を中心としたさまざまな不都合を、進化という視点から説明することをめざしている点がきわめてユニークだ。

病気をこれまでとは違う視点から捉え直すことで、ダーウィン医学は多くの新しい発見をもたらした。我々が病気だと思っているさまざまな疾病や疾患といった症状のうち、あるものは身体を守るための大切な防御反応であり、またあるものは人間が作り上げた文明や文化が原因となって引き起こされた「人災」であり、さらには病気を起こすと考えられていた遺伝子が、じつは我々の祖先が生き延びるために有益であったというようなことが、次々と明らかになってきたのである。

このような発見が新たな治療法に直結するというわけではないが、将来の治療法開発につながったり、治療法の改善に寄与したりするような実際的提案ができることは間違いない。たとえば、病原生物を殺すために抗生物質を使うことは、その抗生物質に対する抵抗性を持った細菌(耐性菌)の進化を促すことになると明らかにし、抗生物質などの薬剤の無秩序な使用を控えることを提唱している。

また、ヒトの身体は一万年くらい前、農耕や牧畜が始まったものの慢性的飢餓状態で暮らしていたころから、それほど大きくは進化していないことを示し、生活習慣病を生み出す豊かすぎる食事や運動の少ないライフスタイルを見直す際の指針を与えてくれる。

さらに、ダーウィン医学は私たちが自分の身体を深く理解する手助けもしてくれる。風邪をひいたときに身体の中でどんなことが起こっているかを実感できるだけでなく、自分がただ家で寝ているだけでよいのか、薬を飲んで普通に出かけてもよいのか、それとも病院に行かなければならないのかを、ある程度は自分で判断できるようになるだろう。

このように、ダーウィン医学の考え方を知ることは、病気に関わる可能性のあるすべての人にとって大切だと思う。我々は、病気とのつきあい方のすべてを医師に任せてしまいがちであるが、もしもヒトの病気の本質を理解することができるのならば、患者としても今より自信を持って、自分の身体に対してどのような医療を行うことが適切なのかについて、医師と相談できるようになるだろう。

この本では、病気に関わるすべての人が予備知識なしで読めるよう、多くの事例を用いてダーウィン医学の考え方を説明してある。風邪をひいたといっては病院に行き、頭が痛いといっては頭痛薬を飲むという人も多いであろうが、病院に行かなくても、薬を飲まなくても治る病気が多くあることを、まず知ってもらいたい。

また、日夜患者さんと接している医師など、専門知識を持っている方々にとっても、ダーウィン医学の視点は有益なものであると考えている。治療の指針の参考になることはもちろん、患者さんにもこの本を読んでもらえば、医師と患者が病気に対する共通の理解を持って、治療方針について話し合うことができるようにもなるだろう。

これから医師をめざす人には、ダーウィン医学の考え方を生かし、ヒトの進化を理解したうえで、医学の発展に貢献することをお願いしたい。新しい医学は、生物学の知識を必要としているのだ。

本書を入り口にダーウィン医学に興味を持つ人が増え、そしてダーウィン医学を志す研究者が現れることを願っている。

もくじ

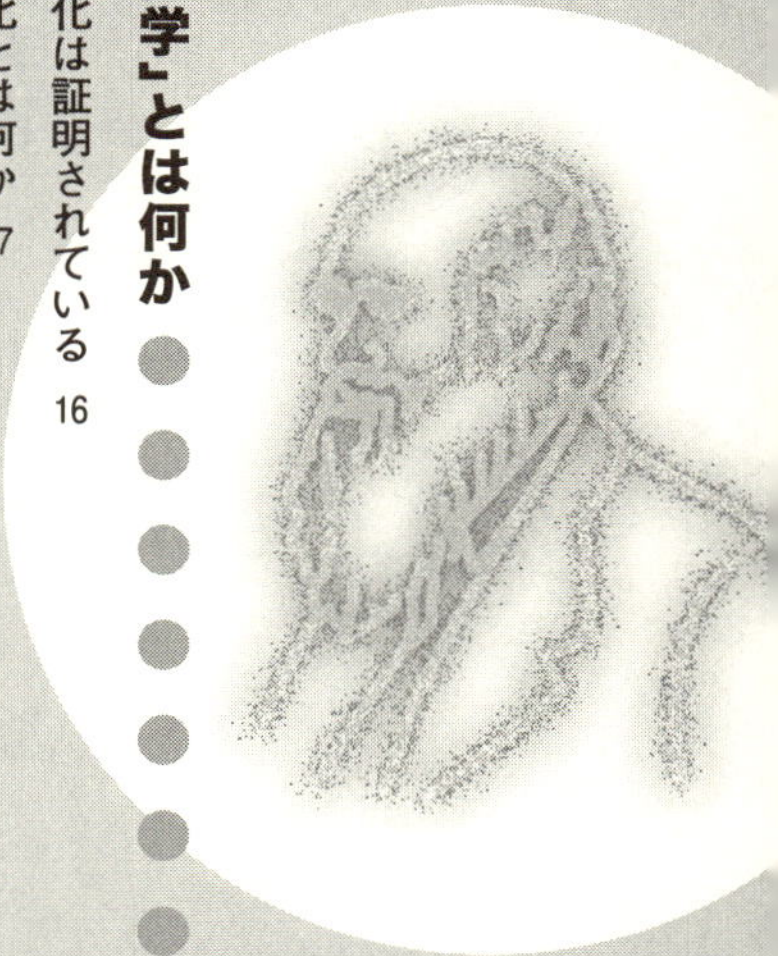

第2章 風邪をひいてから治るまで
～「ダーウィン医学」を理解するための練習問題

第3章 ヒトは病気とどうつきあってきたか

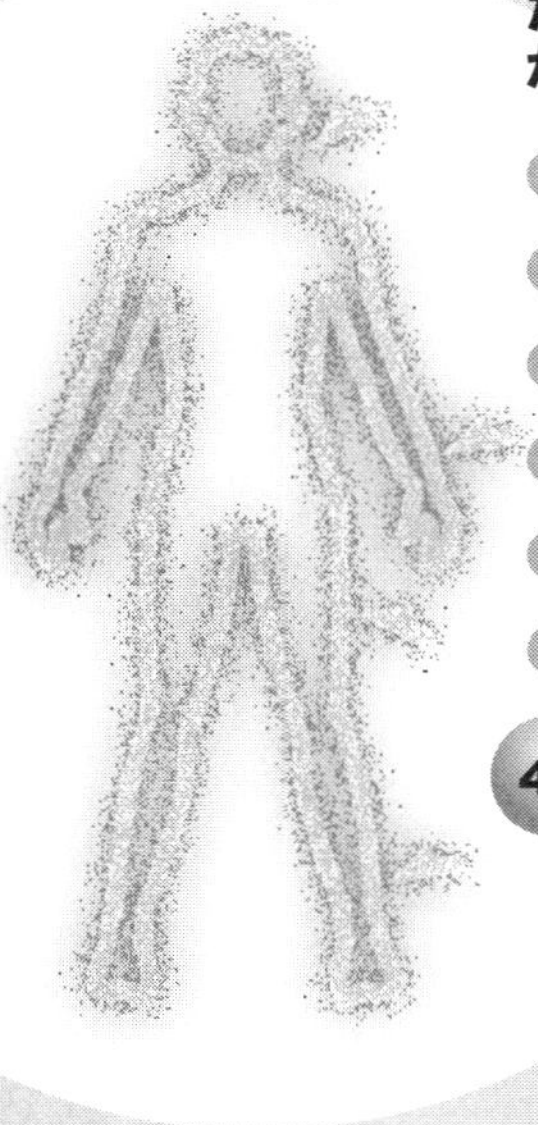

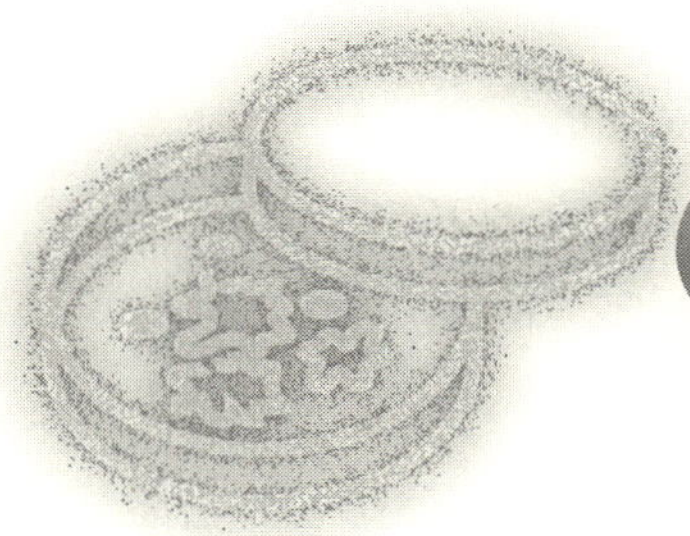

第4章 感染症 ~ヒトと病原体の進化競争 63

第5章 生活の変化が引き起こした「文明病」 93

第6章 遺伝病 ～良い遺伝子・悪い遺伝子

第9章 老化と進化

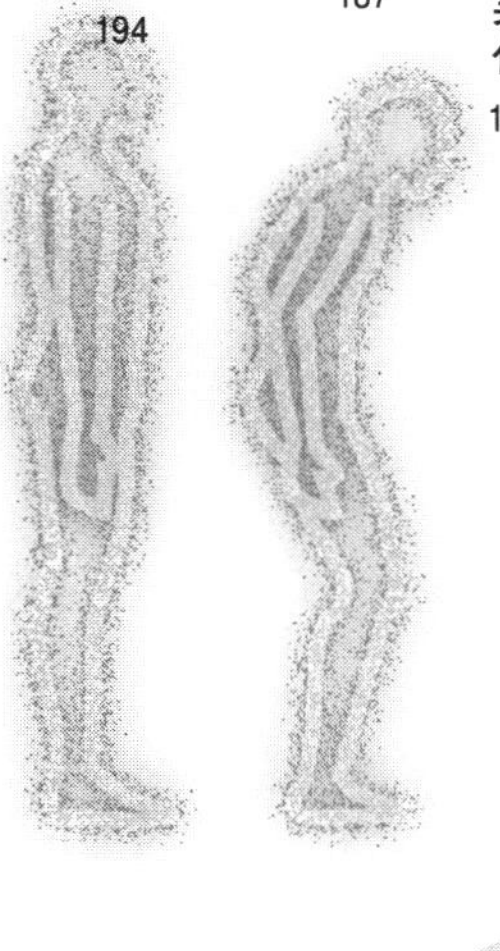

第1章

「ダーウィン医学」とは何か

チャールズ・ダーウィンという名前も医学という言葉も誰でもが知っているだろうが、その二つを結びつけた、耳慣れない「ダーウィン医学」という言葉は一九九一年に作られた。ダーウィンは病気については何も語っていないが、彼が示した進化理論はヒトの病気を考えるうえで大きな力になることがわかってきた。

それは、病気が今ここにあるのも進化の結果という考え方である。そうした考え方が医学にも貢献できるのではないかという発想から、ダーウィン医学が誕生した。

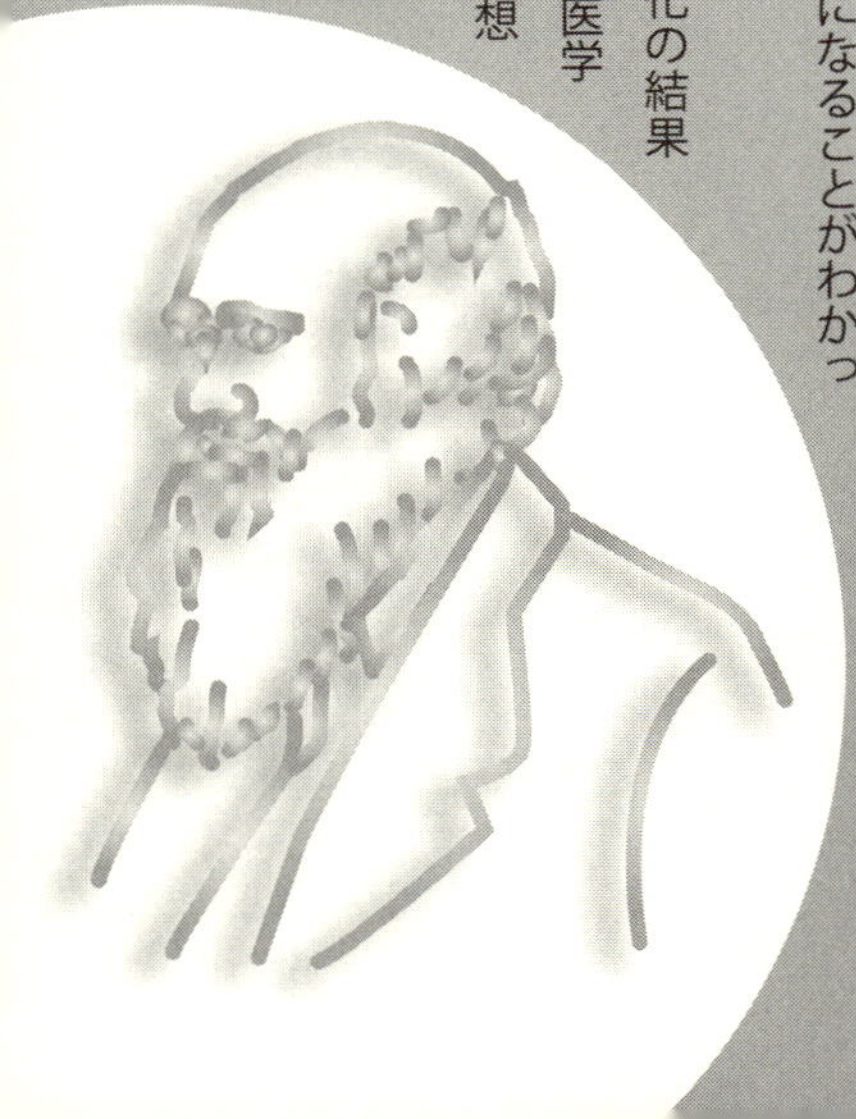

進化は証明されている

二〇〇九年はチャールズ・ダーウィン（図1－1）が生まれて二〇〇年、そして彼が五〇歳のときに『種の起源』を出版してから一五〇年目にあたり、国際生物学連合（IUBS）ではダーウィン・イヤーと決め、さまざまな祝賀行事がある。

ダーウィンが『種の起源』で、それまではキリスト教の教義によって神が創造したと信じられていたたくさんの生物種が、進化という自然のしくみによって神の力を借りることなく出現したと主張したことは、キリスト教を中心とした文化に支えられていた欧米諸国にとっては、常識の大転換を迫られる大きなできごとだった。

アメリカ合衆国では、今でも州法の規定により進化論（進化説）を教えない公立学校のある州があるという。また、たとえ進化論を教育に取り入れるとしても、それとともにすべての生物が神によって創られたという創造説も教えるべきだと主張する人は多いようだ。

科学の世界では、進化論・進化説や創造説というふうに「論」や「説」がつくと、それはまだひとつの意見にすぎないものとされ、いずれ科学の発展とともに否定されて忘れ去られるか、あるいはその正しさが証明されて「学」へと昇格する。

遺伝子の研究が進んだ現代生物学においては、進化という現象は考え方や意見などではなく、さまざまな研究から科学的に証明されており、「進化学」ではなく「進化論」と呼ばれることがふさわしい。それを象徴するように、二〇〇八年九月一五日に英国国教会は公式ホームページ上で、ガリレオの地動説に続いて二度目の大きな過ちを犯したとして、ダーウィンの進化論を非難し続けてきたことを正式に謝罪した。

進化とは何か

ダーウィンが進化論を確立するまで、多くの人は生物が進化するとは思ってもいなかった。進化というのは、生物が生殖を繰り返して世代を経るごとに少しずつ性質が変わっていき、やがてはひとつの祖先種から、もともと異なるひとつあるいは複数の種が生まれる原因となる現象である。

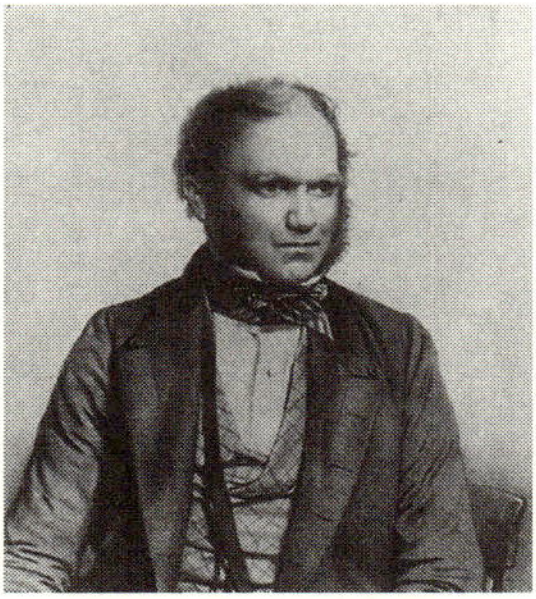

図1－1　チャールズ・ダーウィン

有性生殖の結果生まれる子は、父親と母親の遺伝子を半分ずつ受け継いでいるので、親とは性質が異なる。また、非常にゆっくりとではあるが遺伝子はつねに変異し続けており、世代を重ねるごとにそうした変異が蓄積し、先祖とは異なる性質を持った子孫が生まれる。そうして生まれてくる、さまざまな性質を持ったもののうち、ある環境のもとで生き残ったものが、子を生み続けていくことで進化が起こる。

よく誤解されているが、生き残ることができるのはけっして「最適者」だけというわけではなく、たとえ数が少なくとも子孫を生み続けることができれば何億年でも生き延びることができる。生きた化石と呼ばれるシーラカンスは、そうして絶滅を免れて今日に至っている一例である。

生き続けてさえいれば、環境が変わることで繁栄できるチャンスが訪れるかもしれない。現に、誕生してから一億年以上も地球の片隅で細々と生きていた我々哺乳類の祖先は、六五〇〇万年くらい前に突然訪れた恐竜などの大型爬虫類の絶滅によって開放された地球環境の中で、爆発的な進化を遂げたことがわかっている。

人為選択で生み出されたキャベツの品種

進化の証拠として有名なものに化石や相同器官（140ページ参照）があるが、もっと直接的に進化を実感できるのが人為的に作られた「品種」の存在である。農作物や家畜における品種とは、同じ種には属するが、同種内のほかのグループとは明らかに区別される遺伝的に安定した性質を持つものを指す用語である。たとえば世界中にいるあらゆる飼い犬（イエイヌ）は学名*Canis lupus familiaris*という一種の動物として分類されるが、イヌの種類の呼び名として使われるチ

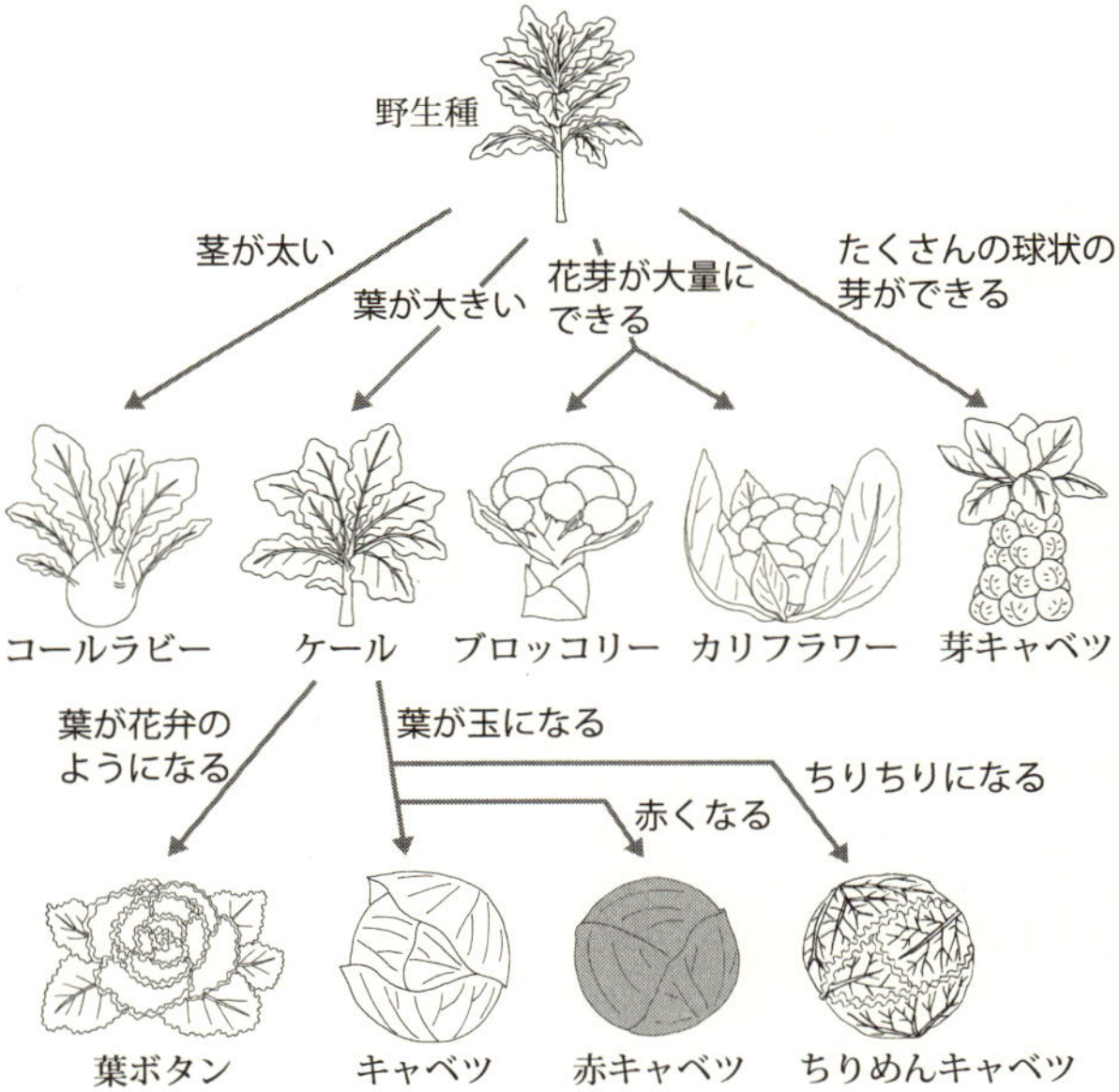

図1－2　キャベツの進化

ワワやコーギー、レトリバーなどという分け方が品種に相当するものである。

キャベツはアブラナ科アブラナ属というグループの植物で、原種となった野生の種は今のケールに似た、玉にならないアブラナのような植物だった。そのキャベツの原種（*Brassica oleracea*）を人が品種改良することで、さまざまなキャベツの品種が作られた（図1－2）。

品種改良（育種）とは基本的には自然に生えてきた植物の中から、特徴的な性質を持ったものを選び出し、子孫を作り、さらにその中から気に入った性質を持ったものを選ぶということを何世代も何世代も繰り返して、新しい品種を作り出すことである。

ダーウィンがこうした栽培植物や、当時イギリスで流行していた鳩の品種改良を見て進化理論を固めていったことからわかるように、品種改良とは基本的に人の手によって起こされた「進化」とみなすことができる。つまり、栽培植物や飼育されている鳩の中には、ときどき子孫に遺伝する特徴的な性質（遺伝的変異）を持ったものが現れる。それを人の手によって選別することにより、つねにそうした性質を持った子を生み続ける品種ができあがるのが人為選択である。

自然界では人為選択は起こらないが、進化の過程では人為選択と同じようなことが起こっているに違いないと考えたダーウィンは、自然そのものが生物を選択する力を持っていると結論づけた。これがダーウィンの「自然選択説」である。次に、実際に観察できる自然選択の例を見てみよう。

自然選択と有袋類の収斂《しゅうれん》進化

オーストラリア・ニュージーランドには、カンガルーやコアラをはじめ、お腹に袋を持ち、その中で胎児にあたる時期の未熟な子を育てる有袋類と呼ばれる哺乳類が多くいる。一方、我々ヒトを含む哺乳類は、胎盤を持った胎児を子宮の中で育てるので、有胎盤類（正獣類）と呼ばれる。

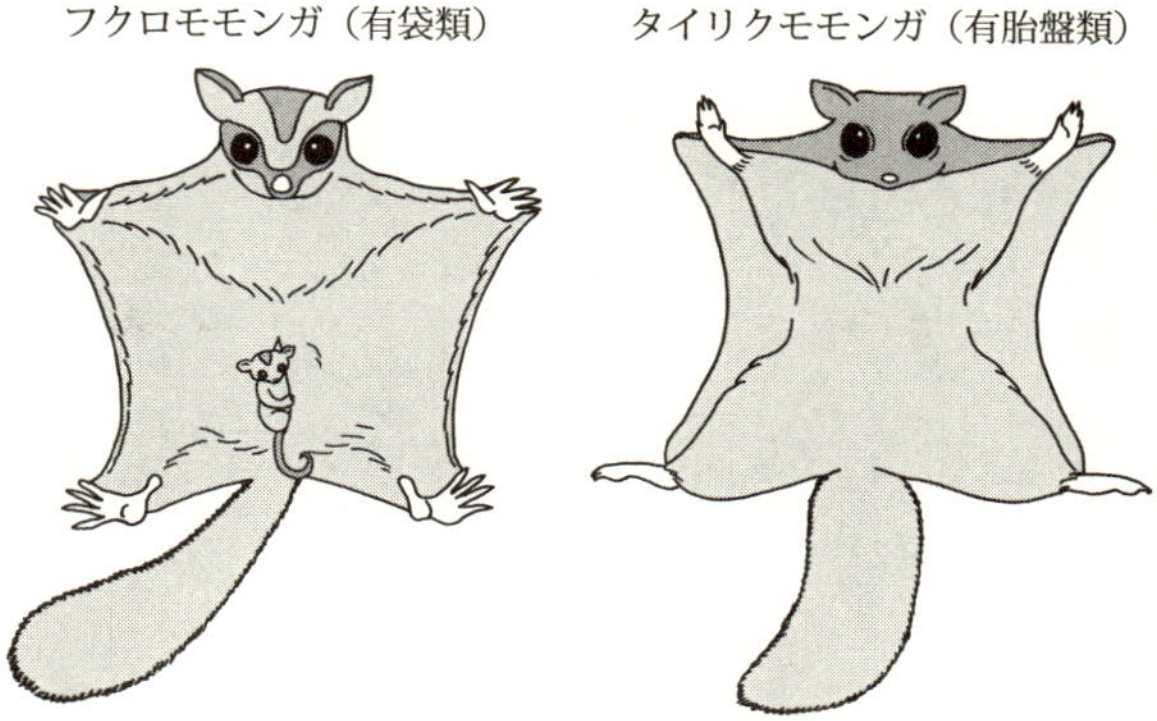

図1－3 有袋類と有胎盤類

有胎盤類は有袋類から進化したもので、現存の有袋類と有胎盤類は共通の祖先を持つ。過去には全世界に有袋類が分布していたが、有胎盤類が出現した地域では有袋類のほとんどが滅びてしまい、有胎盤類が分布していないオーストラリア・ニュージーランドでのみ、絶滅を免れて生き残った。

有袋類には多くの種類があるが、不思議なことに、有胎盤類に属するものと同じような姿・形をして、同じようなところに住み、同じようなものを食べている種が続々と見つかった。そうしたものの代表として、モモンガそっくりの姿をして木から木へと滑空するフクロモモンガ（図1－3）、長い舌を持ちアリを主食とするフクロアリクイ、地面に穴を掘って暮らすフクロモグラ、肉食のフクロネコや、一九三六年に絶滅が確認されたフクロオオカミなどが知られている。

名前が示しているように、北半球にはそれらによく似た形態をした有胎盤類の種（モモンガ〔タイリクモモンガ〕、アリクイ、モグラ、ネコ、オオカミ）がいるが、対応するそれぞれの種は同じようなものを食べ、同じような生活パターンを持っている。これは、オーストラリアにいる有袋類の祖先と、有胎盤類の祖先から別々に同じような進化が起こった結果、よく似たものが出現したのだと考えられている。

このように、有袋類と有胎盤類の共通の祖先が二つに分かれた後で、それぞれのグループの中でよく似た動物種が生じてくる進化（収斂進化・収束進化）を見ると、進化というものにはなんらかの「規則」があることが推測される。

進化は場当たり的なもの？

脊椎動物の祖先は水中で暮らす魚類（サカナ）だった。魚類の一部が陸上で暮らすことができるようになり、両生類（イモリ・サンショウウオやカエル）が現れた。もちろん、すべてのサカナが両生類になって陸に上がったわけではない。

そして、両生類の一部からは陸上生活により適応した爬虫類と哺乳類が進化した。爬虫類の中でもっとも栄えたといわれる恐竜類は、そのほとんどが滅びてしまったが、一部は鳥類（トリ）へと進化して現在も繁栄を続けている。哺乳類は陸地のほとんどを埋め尽くし、住むところがなくなったのか、カバに近縁なある種は海へと戻りクジラやイルカの祖先になった。

　このように、進化はある目標地点をめざしているわけではない。海が狭く陸に餌が豊富にあったら、陸へと進出する種が進化し、逆に陸が住みにくくなったら、また海へ戻る種が進化するというように、その時々の状況に応じて場当たり的に起こるもので、自然（環境）が彼らを選択した結果であると結論されている。

突然変異で生まれる新しい性質

　では、自然選択を受ける側である生物の変異は、どのようにして生じるのだろう。生物の性質（形質）は遺伝子が決める。地球上にいるほとんどすべての生物の遺伝子はＤＮＡ（デオキシリボ核酸）という鎖状の分子である（ウイルスの一部は遺伝子としてＲＮＡを持っている）。それはＡ、Ｔ、Ｇ、Ｃという略号で表される四種類の塩基（アデニン、チミン、グアニン、シトシン）が直線上につながった鎖が二本、平行に向き合って二重のらせん構造をとっている美しい分子である。

　二重らせんでは、Ａの向かいにはＴ、Ｇの向かいにはＣが配置されている（塩基対）。二重らせんが複製されるときには、二本の鎖がほどけ、ほどけた鎖が「鋳型」として働き、Ａの向かいにはＴ、Ｇの向かいにはＣが配置されて新しい鎖が作られる。その結果、もととまったく同じ塩基配列を持ったＤＮＡ分子が二本できる。このしくみによって遺伝子が正確に複製され、それが

■DNAの複製

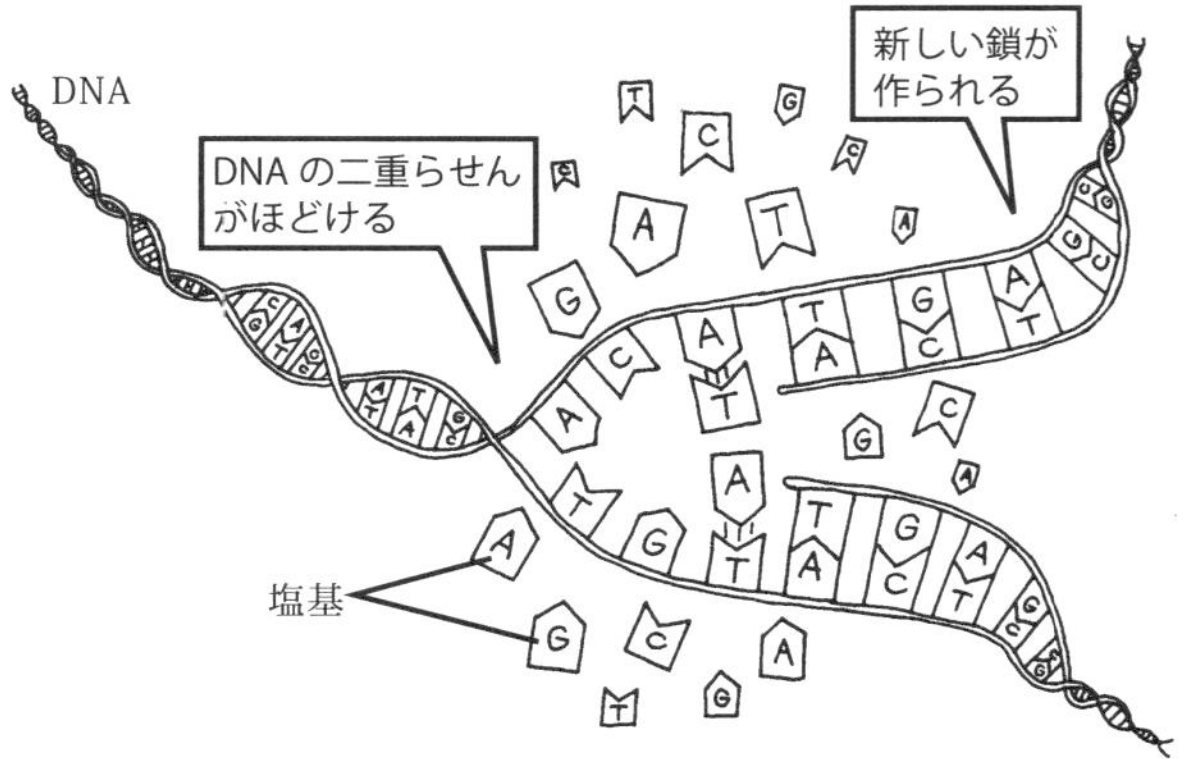

■複製に間違いが起こった場合

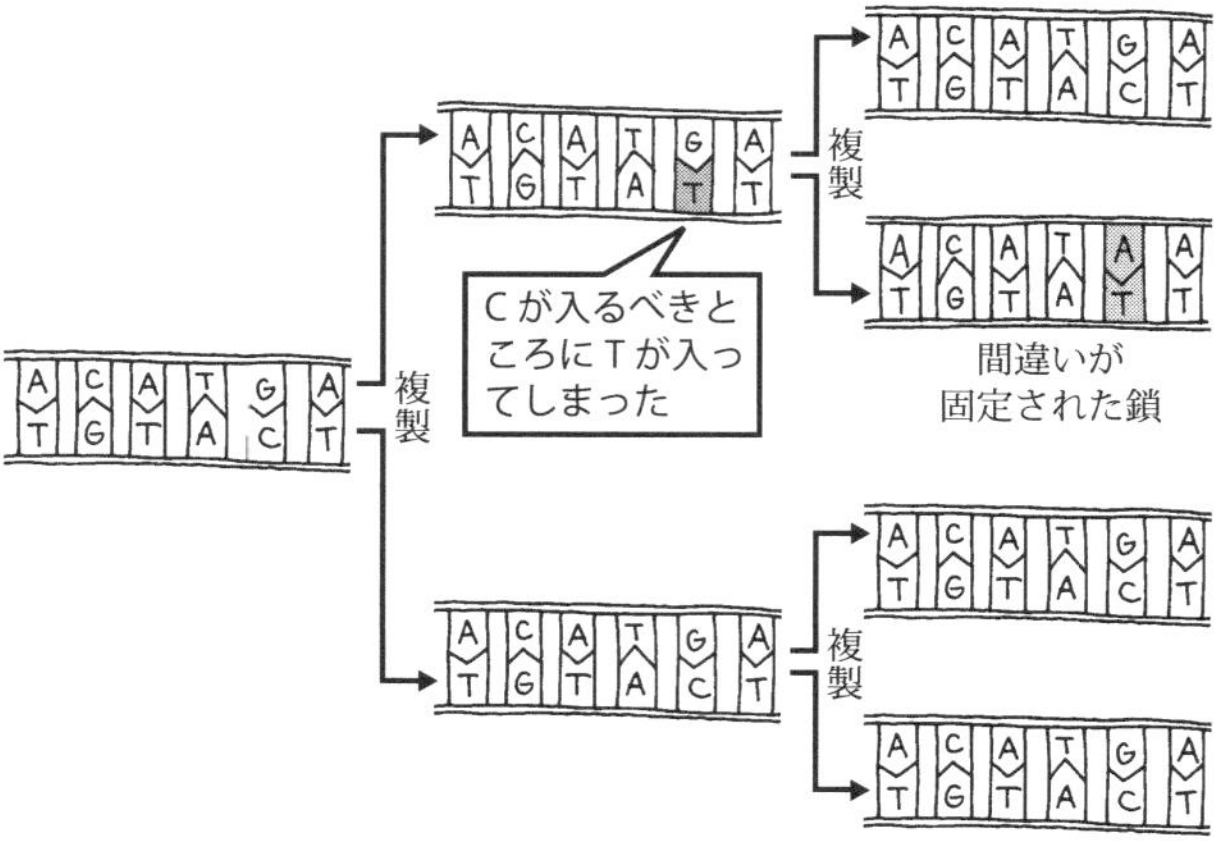

図1－4　DNAの複製ミス

親から子へと受け渡されることで、親の性質が子に伝えられる「遺伝」が起こる。

ヒトの場合には二重らせんを構成するA－T、G－Cという塩基対が約三〇億（遺伝子は二セットあるので六〇億対）もあるので、どうしても複製のときに間違いが起こってしまう。Cが配置されるべきところにTが入ったりすることが、まれに起きるのである（図1－4）。

間違いは修復されることもあるが、もしも修復されなかった場合には、次の複製のときにその「間違った」塩基に対応する「正しい」塩基が配置されて新しい鎖が作られるので、間違いが固定されることになる。こうして起こった塩基配列の変異を突然変異と呼び、これは遺伝する。遺伝子の突然変異が起こってもほとんど影響が出ないこともあるが、血友病のように、たったひとつの塩基配列が変化しただけで、血液が固まらなくなるという大きな変化が起こることもある。

「有利」な性質を持つものが生き残って進化する

生物は、乾燥に強いとか、餌を捕るのがうまいとか、寒さに強いとか、逃げ足が速いなどといった、「有利」な性質を持っていると子供を多く残すチャンスが高くなる。突然変異によって病気になることもあるが、逆に有利な性質を獲得することもある。有利な性質を持った個体の子孫は、長い間には個体数がどんどん増えていく。これが繰り返されると、次々と有利な性質を獲得した個体の子孫が生き残ることになり、結果として先祖とはずいぶん異なった性質を持った新しい種へと変化する。これが、自然選択である。

もちろん、有利な性質は一種類ではない。また、陸では有利な性質が水中では不利になったり、夏には有利な性質が冬には不利になったりという例もある。さらに、たとえばアリを食べるという性質を持つと、アリが豊富にいる地方では有利でも、アリがいない環境では生きていけなくなってしまう。

このように、「有利」か「不利」かということに絶対的基準はない。状況が変わったらそれまでは有利だった性質が不利な性質になってしまうこともあるので、いつどこでどういう生物が進化してくるかを予測することはきわめて難しいのだ。多くの場合、生き残って繁栄している生物がその環境で有利な性質を持っていたと、あとで知ることができるだけなのである。

「不利」な性質である病気がなぜあるのか

それにしても、病気というものは明らかに「不利」と思われる性質である。何億年もかけて進化してきて今生きている生物が、病気などにかからない性質を進化させていないのはなぜだろう。

一口に病気といっても、ウイルスや細菌の感染による感染症、遺伝子が原因となる遺伝病、環境の変化によって起こる「文明病」などいろいろある。ポピュラーな病気である感染症に関していえば、そのもととなるウイルスや細菌も生物であり、彼らも進化し続けているということが、病気が今も存在している大きな原因のひとつと考えられる（ウイルスは生物ではないという定義もありうるが、本書では遺伝子を持ち子孫を作るウイルスを生物として扱うことにする）。

たしかに、現在まで生き残っているすべての生物は、病気に対抗するしくみを進化させている。同時に、ウイルスや細菌もそうしたしくみを乗り越えて感染すべく進化を続けている。細菌、藻類、菌類、植物、動物など、地球上のあらゆる生物にはそれに寄生するウイルスがおり、地球上において生命が誕生したときから三八億年間、ウイルスと寄生される生物（宿主）との「進化競争」が続いてきた。そのたたかいの中で、宿主を絶滅させるほど強い感染力と致死性を持ったウイルスは宿主とともに滅びてしまい、現存しているウイルスと宿主の間にはある種の「妥協」が成立している。

つまり、宿主はある程度ウイルスの感染を許し、ウイルスも宿主を手ひどく傷つけることが少ない。このように、長い進化の歴史の中で相互に関係を持ちながらいっしょに進化してきたウイルスと宿主の間では、いまだに進化競争が続いており時として宿主は発病する。

もうひとつ考えられるのは、病気の原因となるため一見「不利」に思える性質の数々が、数百年、数千年、あるいは数万年前には「有利」な性質だったという可能性である。ひとつの例として、食べ物にあまり不自由することがなくなった現代人にとっては糖尿病や動脈硬化などの原因となってしまった、摂取した栄養を効率よく体内に蓄積するという性質が挙げられる。こういった性質は、大昔には飢餓を乗り越えるために重要であったことが明らかにされているが、現代人にとってはもはや必要とはいえない性質である。

このように、生活環境が変わることで、ある性質が有利になったり、不利になったりするのはよくあることなのだ。

ダーウィン医学の誕生

本書で扱う「ダーウィン医学」あるいは「進化医学」と呼ばれる学問は、ヒトという生物にとって病気とはどういうものなのかを、ヒトと病原生物の両者の視点を基礎に進化生物学・生態学的に読み解き、病気をよりよく理解し、病気とともに進化してきたヒトという生物を理解しようとする新しい学問分野である。

今までの医学は、病気と呼ばれる不都合な諸症状をいかにして緩和するかということに心を砕いてきた。そこでは、時として科学的整合性よりも「実際に効くのだからよい医療だ」という、どちらかというと工学的な発想が強かったのではないだろうか。ダーウィン医学では、病気の諸症状がどのようにして起こっているのかを解明するとともに、そうした症状の多くのものがヒトの進化にとって有利な意味を持っている、あるいは過去において有利な意味を持っていたということを説明しようとする。

したがって、どちらかというとそれは、今苦しんでいる患者を苦しみから解放する「医学」というよりは、むしろ病気がなぜあるのかを生物の歴史の中から解き明かすことで、その病気そのものの進化学的意味を問い直す新しい「生物学」である。だからといって、治療に役立たないというわけではない。明日すぐに効く薬にはならないとしても、そこにはどのように病気に対抗していけばよいかについてのヒントが数多くある。

世の中にはさまざまな病気に悩む人々が数多く存在している。しかし、病気の原因はけっして個々人の責任に帰せられるものなどではなく、人類全体が共有して背負っている進化の歴史の結果であり、たまたまある個人に具現化されてしまっただけなのだと納得させてくれるのもダーウィン医学である。

三八億年の生命進化、五億年の脊椎動物の進化の中でヒトの病気というものがどういう意味を持つのかが理解されたならば、ヒトという動物種に属する一個体にすぎない自分という小さな存在を、違った観点から見ることができるかもしれない。

本書では、まだまだ新しく未熟な段階にあるダーウィン医学という学問を紹介しながら、ヒトの病気の生物学的意味と、現代の医療の問題点を読み解いてみたい。

進化という時間スケールから見るとあまりにも短い時間で発展してきた医療というものが、長い時間をかけて起こる進化と整合しない場合があるのはむしろ当然のことである。時に、ダーウィン医学の主張が近代医学に反対しているように聞こえることも多いかもしれないが、それはダーウィン医学という学問の本意でもないし、私の意見でもない。この本が送りたいメッセージは、すべての人々が病気の生物学を学び、新しい病気とのつきあい方を見つけてほしい、ということなのだ。

第2章

風邪をひいてから治るまで
～「ダーウィン医学」を理解するための練習問題

まずはダーウィン医学を知るための練習問題として、どんな人でもかかったことのある、もっとも一般的な病気のひとつ、風邪をとりあげる。風邪に伴う症状である発熱や咳、鼻水などについて「なぜそのような症状があるのか」を考えてみることにしよう。

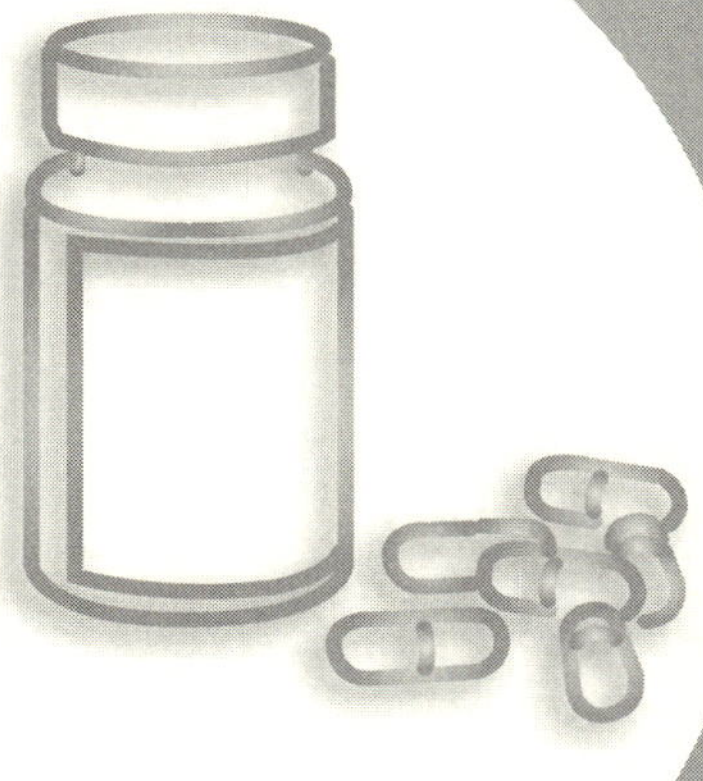

風邪の症状は身体の防御反応

風邪はライノウイルスなどの「風邪ウイルス」が喉や鼻の細胞に侵入（感染）・増殖することによって起こる。風邪を起こすウイルスにはライノウイルス以外にも、コロナウイルス、アデノウイルス、エンテロウイルスなどがある（図2－1）。ウイルスの種類によって侵入する部位や細胞の種類が異なるので症状も異なるが、身体の中で起こっていることは基本的に同じである。

また、俗に「お腹の風邪」と呼ばれる下痢と嘔吐を特徴とする疾患はノロウイルスやロタウイルス、腸管アデノウイルスなどの消化管に感染するウイルスによるもので、全身症状は似ているが風邪ではない。

じつは、風邪というのは固有の病名ではなく、呼吸に関係する喉や鼻を中心に起こるさまざまな症状（くしゃみ、鼻水、鼻づまり、咳、喉の痛み、痰、発熱、倦怠感、頭痛、下痢、嘔吐、食欲不振など）を示す「風邪症候群」といわれる状態をまとめた呼び方である。

こうした症状は、もちろんウイルスが喉や鼻、時には消化管の細胞に感染することによって引き起こされるものであるが、ウイルスが持つ化学的毒性によって身体が異変を起こしているのではない。それらのほとんどが、ウイルスに対して引き起こされる身体の防御反応が「症状」となって自覚されるものである。

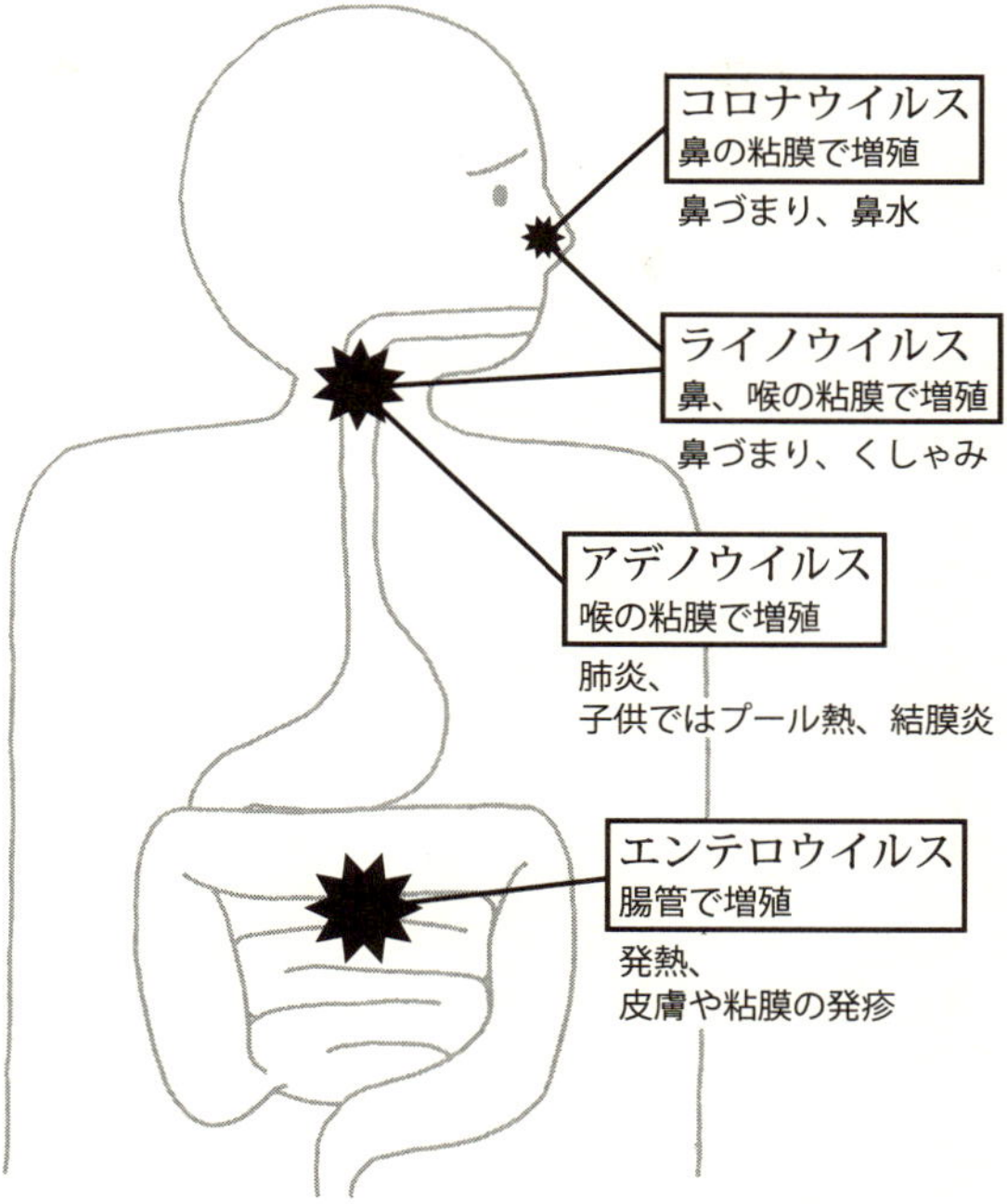

図２－１　「風邪ウイルス」の感染部位とその症状

風邪に見られる症状のうち、くしゃみ、鼻水、咳、痰、下痢、嘔吐などは、吸気や唾液・鼻汁、あるいは消化管内容物を身体の中から外へ追い出そうとする防御反応で、そのときに出る鼻水や痰、くしゃみや咳の呼気の中には大量のウイルスが含まれている。ノロウイルス感染の際に顕著に見られる下痢や嘔吐も、ウイルスを消化器の中から排除しようという反応である。

気をつけなければならないのは、ウイルスに感染しているヒトの身体がウイルスを排除しようと反応した結果、外に出されたくしゃみの飛沫、鼻水、咳の呼気、痰、便、吐瀉物《としゃぶつ》の中には大量のウイルスが含まれているということである。それらのウイルスは、もちろん感染性を持っているので、新たな感染源になる。

つまり、ヒトの防御反応によって身体から追い出されたとしても、ウイルスが新たに複数のヒトへと感染を広げることができたとすれば、単純にヒトの防御反応が勝利してウイルスを追い出したとばかりはいえない。ウイルス側から見ると新たな宿主に乗り移ることに成功したということにもなるのだ。

このように、ウイルス感染によって起こるさまざまな現象に対しても、宿主であるヒトの側からだけ考えるのではなく、ヒトと寄生生物であるウイルスの両方から「生態学的考察」をするということも、ダーウィン医学の特徴のひとつである。

発熱と倦怠感

風邪の全身症状の典型は発熱であり、それに伴って倦怠感を感じたり、食欲不振に陥ったりする。ヒトの身体で熱を作るのは、主として筋細胞、褐色脂肪細胞や肝細胞である。

ヒトの身体には設定体温というものがあり、平常時は三六～三七度である。身体は設定体温を保つしくみを持っている。暑いときには、体温が上がりすぎるのを防ぐために、体表に近い毛細血管を太くしたり汗をかいたりして、放熱・冷却する。逆に寒いときには、体表に近い毛細血管を細くして放熱を抑えるとともに、筋細胞や褐色脂肪細胞、肝細胞などでエネルギーを使って積極的に熱を作り出す。

ところで、少々話がそれるが、二〇〇八年に、褐色脂肪細胞と筋細胞は共通の幹細胞から作られていることが明らかになった。つまり、熱を作る二つの細胞はもともと兄弟だったということになる。それと同時に、脂肪を蓄積し肥満の原因となる白色脂肪細胞と脂肪を代謝する褐色脂肪細胞は、見た目は似ているものの、まったく別の系列の細胞であるという可能性が強くなってきた。

さて、激しく寒さを感じると鳥肌が立ったり身体が震えたりする。鳥肌が立って体毛を直立させると、毛皮や羽毛を持つ哺乳類や鳥類ではふくらんだ毛の間に断熱効果の高い空気の層ができるので寒さ対策に役立つからである。残念ながら、ほとんどの体毛を失ったヒトでは鳥肌が立つことによる断熱効果は期待できないが、筋肉が運動するときに収縮する筋繊維は、収縮に伴い熱を発生するので、震えには急速に熱を作る働きがある。

風邪をひいて発熱したときには悪寒という寒気を感じるとともに、たとえ三七度の体温があっても身体は寒いときと同じ反応を示す。それは、風邪ウイルスに感染した結果、設定体温がたとえば三九度に変えられてしまうためで、身体は体温が三七度では寒いと感じ、設定体温の三九度

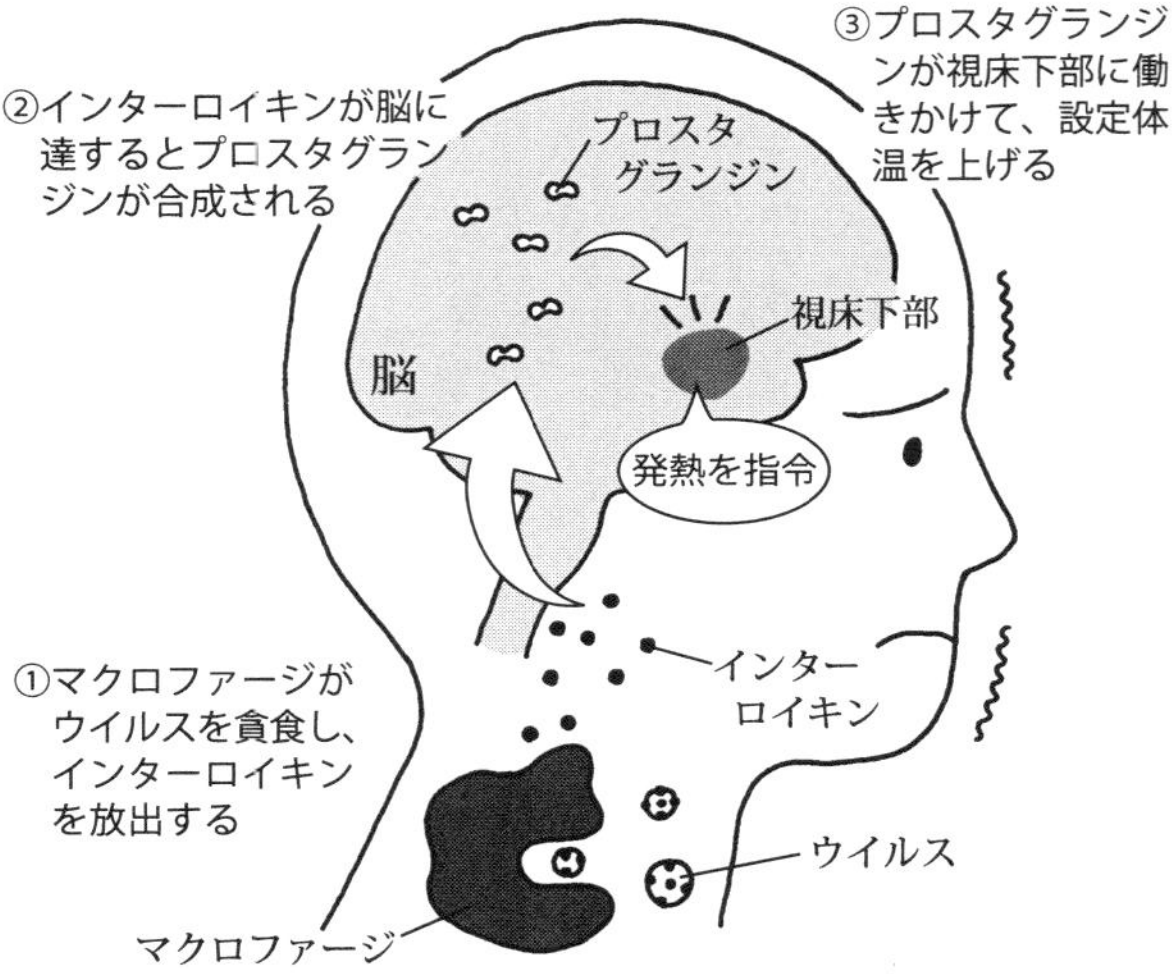

図2－2　体温のコントロール

に達してはじめて寒気を感じない状態になるのである。

設定体温を決めるのは、脳の中にある「視床下部」という小さな部分の働きである（図2－2）。視床下部にウイルスに感染したことを知らせるのは、全身の至るところに分布して生体防御の初動活動を行っている、食作用を持った大型の白血球（マクロファージ）である。

マクロファージは身体に侵入したウイルスを捕食（貪食）すると、警戒物質であるインターロイキン1やインターロイキン6と呼ばれるタンパク質を作って放出する。このタンパク質は血流に乗って脳に到達すると、脳にある神経細胞に働きかけてプロスタグランジンという物質を合成させるなどのいくつかの反応を引き起こし、最終的にはプロスタグランジンが身体の生理状態のコントロールセンターである視床下部に働きかけて、設定体温を上げる。

身体が設定体温を上げるのは、進化の過程で獲得した、ウイルスとたたかうための生存に有利な性質である。風邪ウイルスが喉や鼻に感染するのは、身体の中でもそこが比較的温度が低いところ（三三〜三四度）だからであって、高い温度に弱いウイルスはそれ以上高温になっている身体の奥深くには入っていけない。つまり、体温が上がり結果的に喉や鼻の温度も高くなるとウイルスの増殖が抑えられるので、発熱は効果的なウイルス増殖の抑制効果を持つ。

ただし、体温が上がってもウイルスの増殖が低下するだけで、ウイルスが体内から消失するわけではない。最終的には、リンパ球などの免疫細胞の働きにより、ウイルスが処理される必要がある。じつは、さまざまな免疫細胞の働きも、体温が高いほうが速やかに進むことがわかってきている。

また、発熱などと同時に見られる風邪の典型的な症状のひとつである倦怠感も、ヒトに安静を強いることでそのエネルギーを発熱や防御反応に振り向けることができるため、「有利」な性質だと考えられる。発熱や倦怠感は、ヒトにとって「必要な」症状だったのだ。

風邪は自然に治るもの

発熱によって悪寒と倦怠感を感じたら暖かくして安静にすることで、ほとんどの場合は数日のうちにウイルスに対する抗体が作られ、体内からウイルスが消滅する。身体からウイルスがいなくなると警戒物質のインターロイキンが作られなくなるので、プロスタグランジンも合成されない。脳内からプロスタグランジンがなくなると、視床下部の設定体温は常温に下がる。

そのため、発熱時の体温では高すぎると感じることになり、今度は体温を下げるように身体が反応する。風邪の回復期に大量の汗をかくのは、高すぎる体温を下げるための働きであり、よくいわれるように汗をかくことで風邪が治るのではなく、風邪が治ったから汗が出るのだ。

こうして、ほとんどの場合において、いわゆる「風邪ウイルス」によって引き起こされる風邪は薬の助けを借りることなしに自然治癒する。一年中どこにでもいる風邪ウイルスの蔓延する環境の中で生きるヒトは、風邪ウイルスへの対処法を進化させてきたのだ。

ただし、初期には風邪のような症状に思えても、インフルエンザやSARS（重症急性呼吸器症候群）のように急激に症状を悪化させるウイルスもいるので、油断はできない。安静にしていても症状が改善しない場合には医師を訪れよう。医師の協力を得て、我々の身体が持つ能力で充分に対応できる風邪と、それだけでは対処に困難が予想されるウイルス感染を見分けたうえで、

分裂しつつある細菌

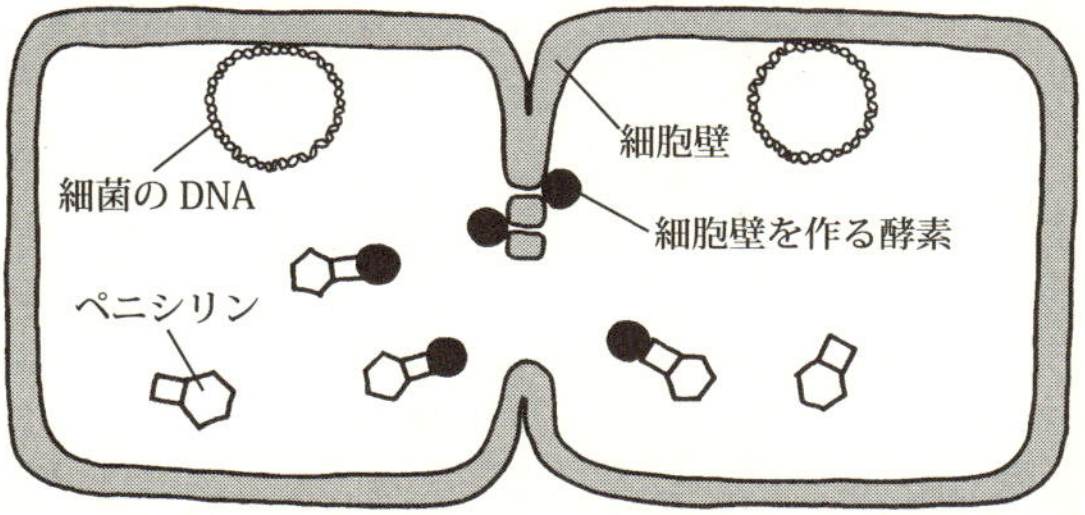

図2－3　抗生物質が効くしくみ（ペニシリンの例）
ペニシリンは細胞壁を作る酵素と結合してその働きを抑制し、細菌の増殖を防ぐ。

自然治癒が期待されるケースでは薬を使わずに治すという選択が望ましい、というのがダーウィン医学の考え方である。

抗生物質は効かない

風邪をひいて病院へ行くと、抗生物質を処方されることがある。抗生物質は、カビなどが作る、ほかの微生物の生育を阻止する物質として発見された。最近は、化学合成された抗生物質が多く出てきているものの、いずれも、有効なのはあくまでも細菌やカビなどの微生物に対してに限られる。

抗生物質の働きは、細菌やカビが分裂して増殖するために細胞壁を作る過程を阻害したり、細菌のリボソームに働きかけてタンパク質合成を阻害して増殖を防いだりすることである（図2－3）。それによって、ヒトには害を与えずに（副作用なしに）細菌やカビだけを殺すことができるのだ。

ところが、ウイルスはもともと自分自身で独立した生命活動を営まず、ヒトの細胞にある装置を使ってDNAやRNA、タンパク質を合成するため、ヒトの細胞に害を与えずにウイルスだけを攻撃する抗生物質というものはない（抗ウイルス剤は抗生物質ではない）。

そのため、風邪などのウイルス感染に抗生物質はまったく役に立たない。風邪と診断されているにもかかわらず抗生物質が処方されることがあるのは、風邪の症状が進行し喉や鼻あるいは消化管で風邪とは関係のない細菌が増殖することを予防する目的だとされるが、意味がないとして最近は処方しない医師が増えている。

解熱剤は何をするか

「風邪薬」といわれる風邪の諸症状を緩和する薬品のうちポピュラーなものが、アスピリン、アセトアミノフェン、イブプロフェンなどの消炎鎮痛剤や解熱鎮痛剤と呼ばれる薬で、いずれも熱を下げる作用を持つ。薬の種類によって働き方に細かな差はあるが、いずれも脳に働きかけてプロスタグランジンの合成を阻害し、視床下部が設定体温を上げることを阻害する（図2－4）。

プロスタグランジンは脳では設定体温を上げさせる働きを持つが、身体のいろいろな組織では炎症を引き起こしたり痛みのもとになったりする働きもあるので、多くの解熱剤は同時に抗炎症

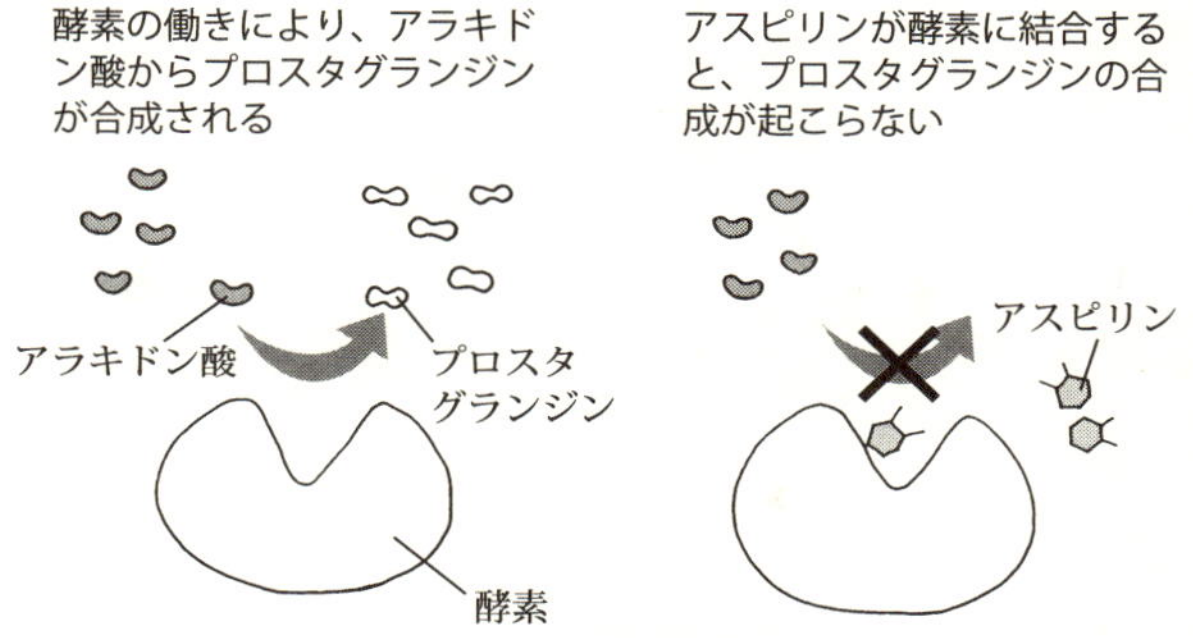
酵素の働きにより、アラキドン酸からプロスタグランジンが合成される
アスピリンが酵素に結合すると、プロスタグランジンの合成が起こらない
アラキドン酸
プロスタグランジン
酵素
アスピリン

図２－４　解熱剤の作用

作用、鎮痛作用も持つ。解熱剤を使うと、設定体温が上がらないため発熱は抑えられるが、発熱のもとになるインターロイキンは血中から消えるわけではないので、薬の効き目がなくなる前に飲み続けないと、発熱が繰り返されることになる。

また、プロスタグランジンは胃粘膜を胃液から保護する役目もあるため、解熱剤・鎮痛剤の副作用で胃粘膜が破壊され、場合によっては胃潰瘍になることもある。

薬によって熱が下がると、不快感・倦怠感が軽減し通常通りに活動できるようになるが、気をつけなければならないのは、薬によってウイルスの増殖が抑えられるわけではないということである。それどころか、体温が上がらないことはウイルスが増殖するために都合のよい環境を与えることになるので、普通ならば数日から一週間くらいで身体から消失するウイルスが、いつまでも体内で増殖を続けることもある。その結果、薬の服用をやめるとウイルスの活動が顕在化して、

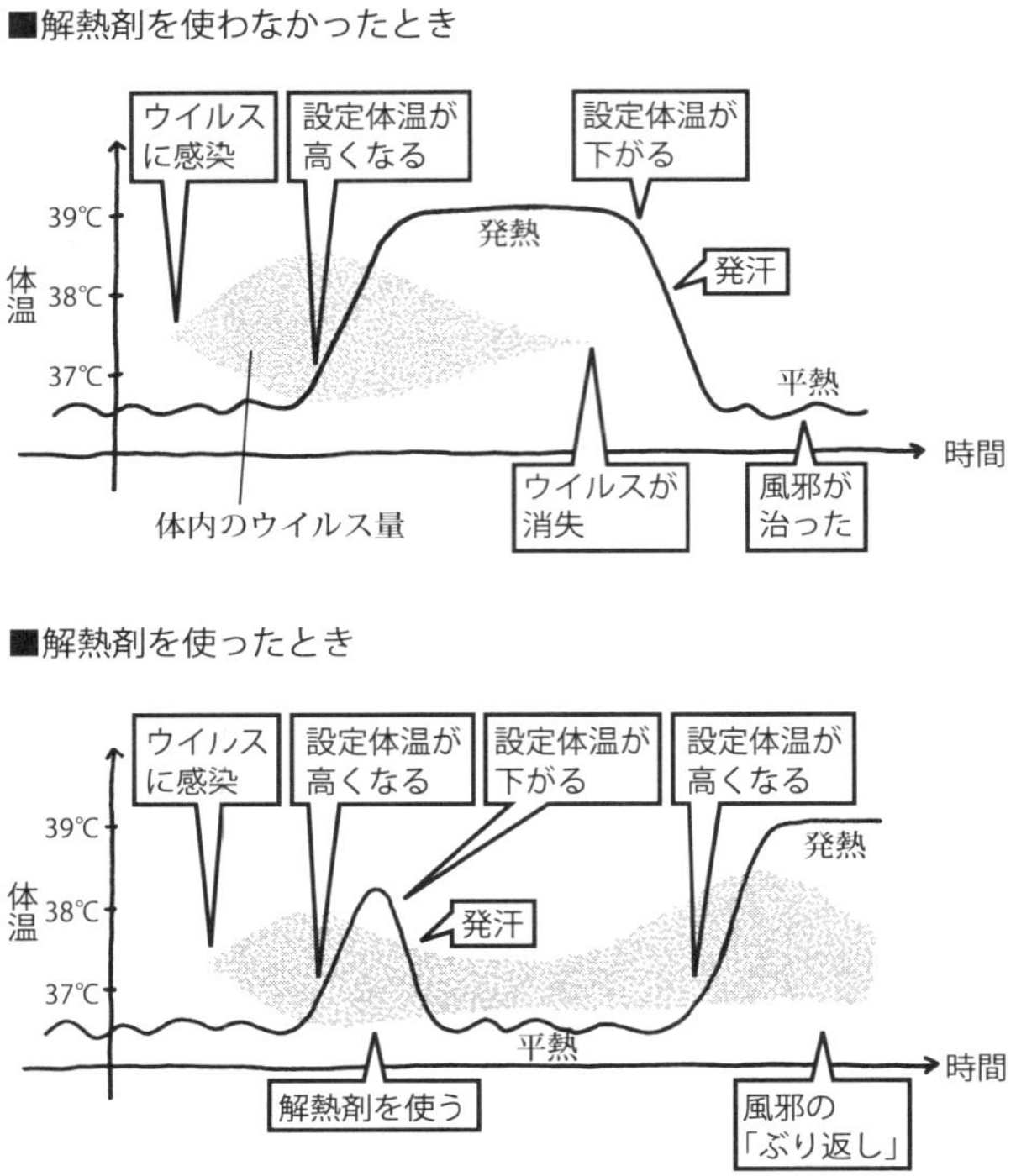

図2－5　解熱剤を使ったときと使わなかったとき

「風邪のぶり返し」がしばしば起こる（図2－5）。

　また、倦怠感がなくなるので、どうしても安静にせずに活動しがちになるが、薬によって倦怠感を忘れた身体で活動すると、生体防御に振り向けられるエネルギーが少なくなり、結果的にウイルスの排除が遅れることにもつながる。

　同じように、風邪に伴う不快な諸症状である鼻水、鼻づまり、くしゃみ、咳、下痢、嘔吐をコントロールできる薬もたくさん開発されているが、不快感を解消するためにこれらを薬で抑えることはウイルスを追い出そうとする身体の反応を抑えてしまうことになり、必ずしも身体にとってよいとはいえない場合もあるのである。

さらに、特定の目的で服用したつもりでも、薬というものは全身の細胞に届けられるので、目的外の場所で目的外の作用が起こる「副作用」の可能性がどうしても避けられないことにも注意する必要があるだろう。

対症療法と原因療法～抗ウイルス剤は何をするか

解熱剤で風邪の諸症状を緩和させることは、いわゆる対症療法といわれるもので、風邪の原因であるウイルスのことはさておき、症状を抑えて不快感を取り除くことを目的とする治療法である。それに対して、ウイルスそのものの感染や増殖を抑えることを目的とするものは、原因療法と呼ばれる。

しばらく前までは、ウイルスの感染や増殖を薬剤でコントロールする方法はまったくなかった。とはいえ、身体の免疫システムがウイルスとたたかう力を持っていることは古くから知られており、あらかじめ特定のウイルスに対する免疫能力をワクチンなどで高めておくか、免疫のない状態でウイルスに感染した場合には、それに対する免疫が成立するまで対症療法でつなぐのが

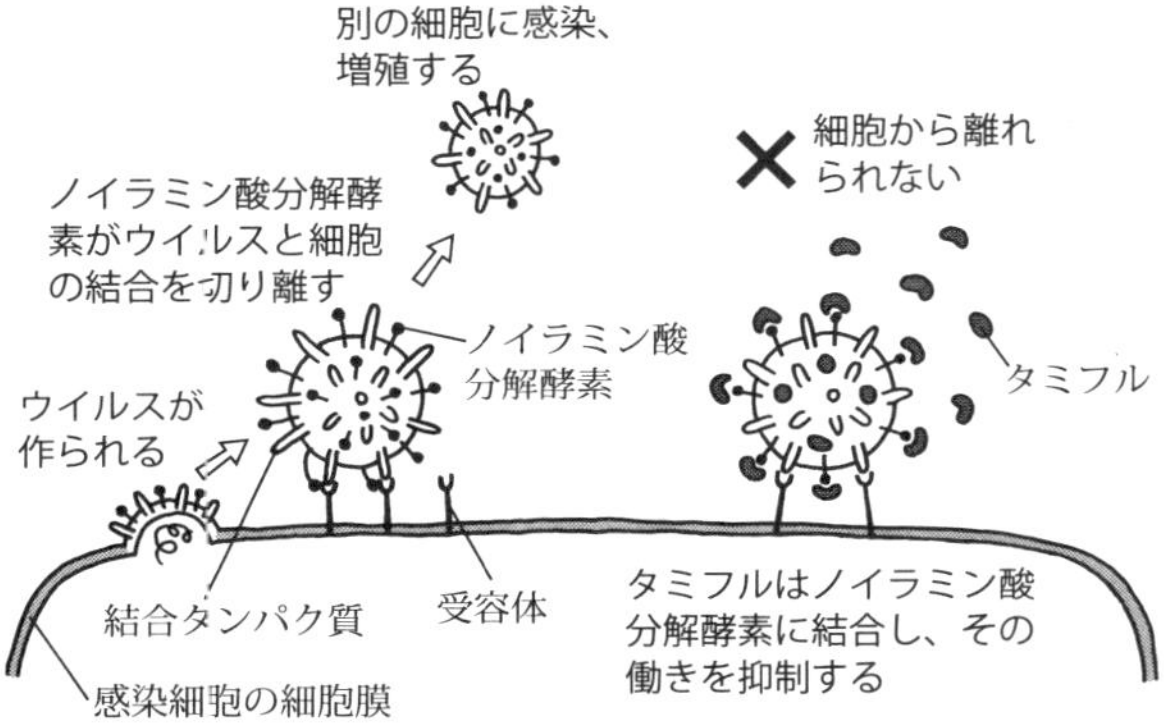
別の細胞に感染、
増殖する
細胞から離れ
られない
ノイラミン酸分解酵
素がウイルスと細胞
の結合を切り離す
ノイラミン酸
分解酵素
タミフル
ウイルスが
作られる
結合タンパク質
受容体
タミフルはノイラミン酸
分解酵素に結合し、その
働きを抑制する
感染細胞の細胞膜
図2－6　抗ウイルス剤の働き

ウイルスとのたたかいの定法だった。

しかし、研究が進み、ウイルスがどのように細胞に侵入し、増殖し、細胞を出ていくのかがくわしくわかるようになってきた結果、ウイルスの増殖サイクルの特定のポイントを阻害することで、ウイルスの増殖をコントロールする、数々の新しい抗ウイルス剤が発表されてきている。放っておいてもいずれ治る普通の風邪に対する抗ウイルス剤はあまり開発されていないが、重症化することが多く、時として世界的規模にまでなる猛烈な集団感染を引き起こすことがあるインフルエンザに対しては、有力な抗ウイルス剤が開発されてきた。

最近では、商品名がタミフルやリレンザという、インフルエンザ・ウイルスに対する抗ウイルス剤が注目されている。タミフルはオセルタミビル、リレンザはザナミビルという化学物質から作られた薬で、いずれも感染した細胞内で増殖したインフルエンザ・ウイルスが細胞から飛び出すときに必要とされる、ノイラミニダーゼ（ノイラミン酸分解酵素）という酵素の働きを阻害する働きを持つ。これによって、ウイルスが感染細胞から離れられなくなり、ほかの細胞へ感染を広げることができなくなるとされている（図2-6）。そうして時間稼ぎをしているうちに、免疫細胞の攻撃によってウイルスを除去することができるのである。

ちなみに日本では、ちょっとコツのいる吸引という方法で使われるリレンザに比べて、カプセルを飲むだけというタミフルが圧倒的に多く使われてきたが、副作用として異常行動があるのではないかという疑念が出てきたために、二〇〇七年春に厚生労働省から、タミフルは一〇代の子供には使わないように指導があった。それまではタミフルの全世界での使用量のうち、およそ七五パーセントを日本での使用が占めていたという。その後、二〇〇八年七月には、厚生労働省の二つの疫学研究班が「服用と異常行動の因果関係は認められない」とする報告を提出しているが、異論もあって結論は出ていない。

不快感は身体のシグナル

医学や薬がなくても、脊椎動物は何億年もウイルスと共存してきた。ヒトもチンパンジーも、約七〇〇万年前に二つの種に分かれてからずっと、さまざまなウイルスや細菌の感染を受けながらも絶滅せずに今日に至っているのは、ウイルスや細菌感染に対抗するしくみを進化させてきたからである。一万年前、急速に人口が増え始めたころ、我々の先祖は医者も薬も持っていなかった。それにもかかわらず、人口は増え続けたのである。

もちろん、一九一八年から世界的に流行し、五〇〇〇万人もの死者を出したインフルエンザ「スペイン風邪」や、一九五七年の「アジア風邪」、一九六八年の「香港風邪」など、全世界では一〇〇万人規模の犠牲者が出るインフルエンザなどの感染症の大流行が繰り返し起こっている。一四世紀のヨーロッパでは人口の三〜四割が感染して死亡したという「黒死病」という伝染病（細菌性のペストあるいは出血性ウイルス病といわれている）があったと伝えられるが、それでもなおヒトという種は滅びてはいない。

逆にいうと、繰り返し起こった世界的な感染症の流行を乗り越えて生き残ってきたヒトの子孫である我々は、感染症に対する強い抵抗性を持っていると考えられる。つまり、病原生物とのたたかいに生き残る性質を持っていることで選択されたのが、今生きている我々なのだ。

ヒトは、ウイルスや細菌の感染に対抗するためのかなりよくできたしくみ（免疫システム）を進化させてきた。これまで述べてきたように、発熱は体内にウイルスや細菌が侵入しているという警報であるとともに、ウイルスの増殖を抑制し、免疫系の細胞を活性化する働きを持つ。また、発熱による倦怠感は、休息をとりなさいという身体からの指令である。

さらに、吐き気は消化管内に毒物があることの警報であると同時に、嘔吐や下痢によって体内の毒物を追い出そうとする反応を誘発する。咳やくしゃみも喉や鼻から異物を追い出そうとする反応である。

もちろん、発熱や倦怠感、嘔吐や咳、くしゃみを不快と感じる人は多いだろう。しかし、これらの「不快感」は、身体がウイルスや細菌に正常に反応して、身体を元の状態に戻そうとしていることを示しているのである。つまり、この不快感に身を任せることが病気からの自然治癒を促すことになる。そう考えると、この不快感は必ずしも嫌悪すべきものにはならないのではないだろうか。

不快感は、ヒトがウイルスや細菌といった外敵に囲まれながらも、その感染を感知し、正常に反応し、効果的に対抗して健康に生きていることを示すバロメーターだと考えられる。すると不快感というものに対してまた違った見方ができるようになり、いたずらに薬に頼ってそれを解消しようとしなくなるだろう。

ここまで風邪を例にとって見てきたように、ダーウィン医学では「病気になる」（＝症状が出る）ことは身体にとって意味のある性質だということを強調する。次章から、さらにくわしく見ていくことにしよう。

第3章 ヒトは病気とどうつきあってきたか

「病気になる」ことはヒトにとって不利な性質であるが、ダーウィン医学ではヒトがそういった性質を持つことには理由があると考える。しかし、一般的には、病気は医療によって克服するものであり、なくすべき対象と考えられているだろう。

過去から現在に至るまで、ヒトが病気とどうつきあってきたのか、また現代の医療はさまざまな病気にどう対処しているのかを見ていくことで、ダーウィン医学に何ができるかをさぐる手がかりとしたい。

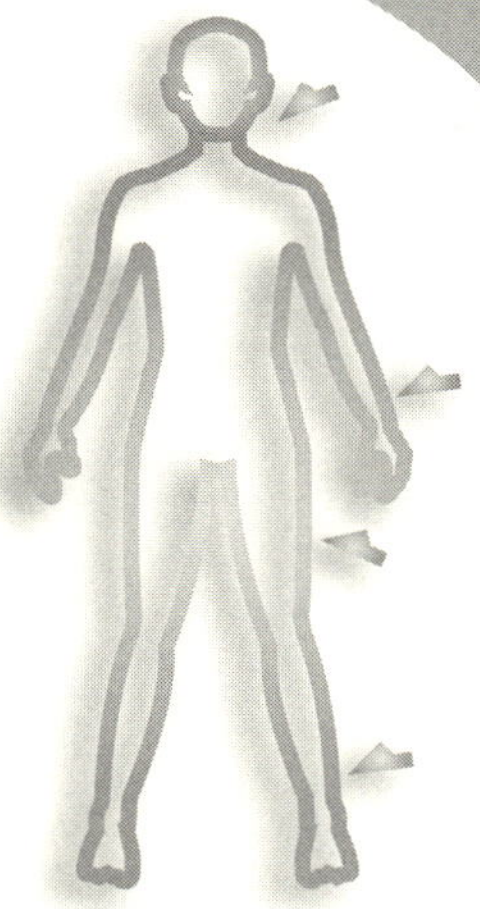

医療がしていること

医療には大きく分けると原因療法と対症療法がある。前章で見たように、風邪のときに熱を下げ、咳や鼻水を止めるために薬を処方するのが対症療法であり、抗ウイルス剤を使い風邪の原因となったウイルスを攻撃するのが原因療法である。もちろん、自然に風邪が治るのは、ヒトの免疫システムが侵入したウイルスを排除して原因を取り除くからである。

医療とは病気を治す行為だと考えれば、原因療法が望ましいように思われる。しかし実際には、ヒトを疾病や疾患を持った状態から健康な状態に戻す原因療法をめざしつつも、とりあえず患者を苦痛あるいは不快感から解放し、できる限り高い生活の質（ＱＯＬ：クオリティ・オブ・ライフ）を高める対症療法が優先されがちになる。

対症療法では病気を治すことよりも、病気に由来する苦痛や不快感を取り除くことが主眼になるので、ダーウィン医学的にはあまり肯定的な評価をされないと思われるかもしれないが、じつは身体にも対症療法にあたる働きがある。強い痛みが続くと、知覚を麻痺させる麻薬のような分子（エンドルフィンやエンケファリン）が脳内で放出されて鎮痛作用を行うことが知られているのだ。

つまり、対症療法のようなシステムも進化によって獲得されうるわけで、進化的に見て「正しい」対症療法というものがありうることになる。いずれにせよ、ダーウィン医学のひとつの目標は、進化という時間スケールから見るとあまりにも短い時間で発展してきた現代医療というものを、長い時間をかけて起こる進化のプロセスによって獲得された生物のさまざまな性質とすりあわせようと努力することである。

感染症とのたたかい

病気のもっとも多い原因となるものが細菌やウイルス、あるいはより大型の菌や動物による感染症である（図3－1）。前章までに述べたように、風邪やインフルエンザなどの病原性のあるウイルスが感染した場合には、ウイルスがいなくなるまで防御反応が継続する。

一方、たとえば水痘・帯状疱疹ウイルスは子供のころに感染すると水ぼうそう（水痘）という病気を引き起こすが、ほとんど重症化することがないかわりにウイルスそのものも身体から完全にいなくならない。相手を完全に追い出すか、それとも共生するかは、ヒトとウイルスの進化競争の結果、どちらになるかが決まってきたと考えられる。

細菌はウイルスと異なり、ほとんどのものは細胞の外で増殖し、ヒトの身体では腸管内をはじめとして皮膚や呼吸器官内が代表的な感染部位である。腸管内に住む細菌は、腸内細菌としてよく知られているように、感染を続けていながら宿主であるヒトには悪影響を及ぼさないばかり

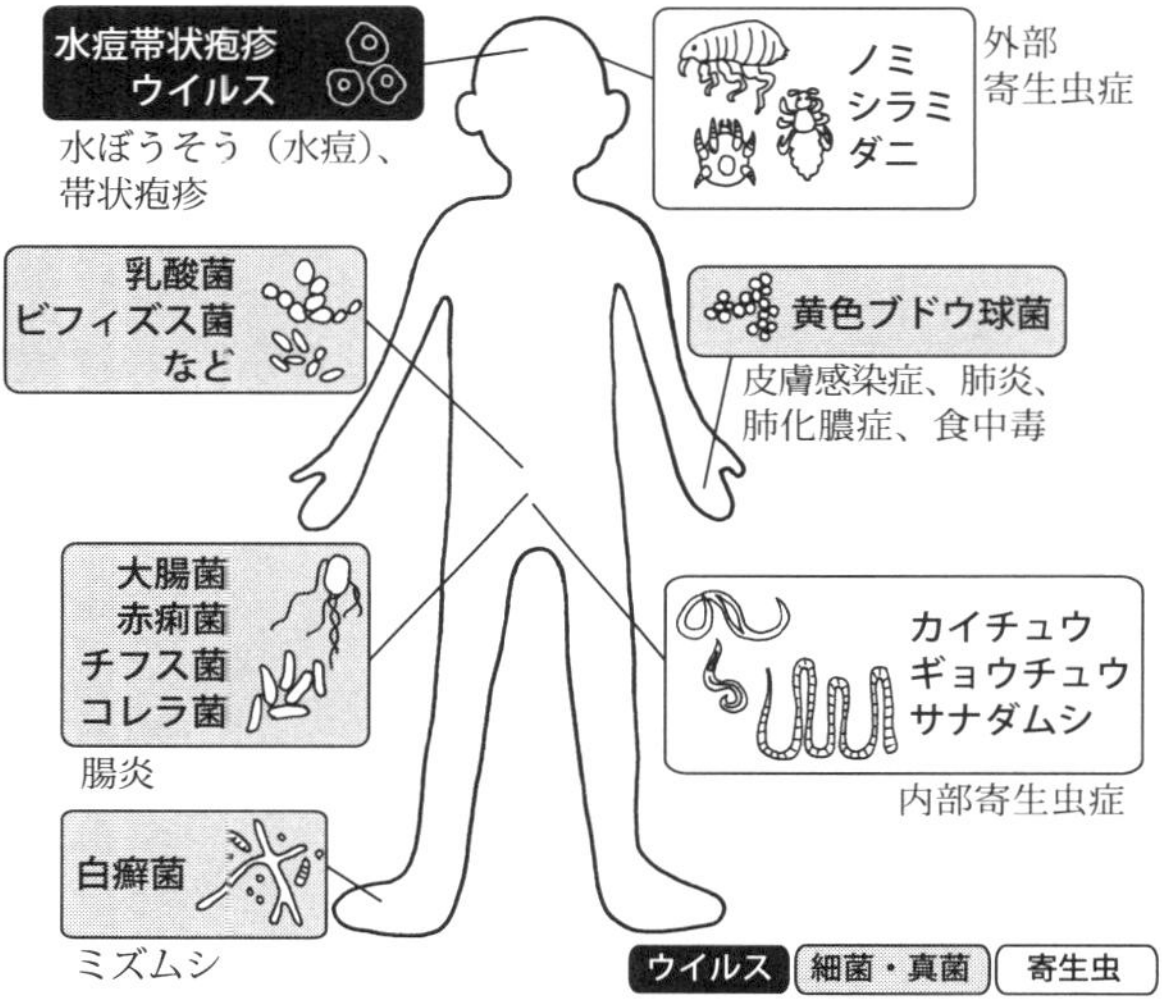

図3－1　細菌、ウイルス、寄生虫と感染症

か、多くのものは利益を与える存在ですらある。もちろん、重篤な症状の原因となるO157腸管出血性大腸菌のほか、赤痢、腸チフス、コレラなどの原因となる細菌もいるが、細菌とヒトの共生はかなりうまくいっている。

最近はめっきり少なくなったが、肉眼でも見えるような大型の寄生虫もいる。頭髪や皮膚につくノミ・シラミ・ダニや、消化管内部に住むカイチュウ・ギョウチュウ、サナダムシなどは戦後の時代はきわめてポピュラーな存在であった。今でも、保育園・幼稚園児や小学校低学年児を中心にシラミやギョウチュウの感染が一過的に広がることがあるが、食物の衛生管理や食糧流通環境の改善により激減している。それによってわかってきたことのひとつは、これらの大型寄生虫は、ヒトに対してはそれほど深刻な症状を生み出さないばかりか、子供のアレルギーやアトピー症を抑える有益な働きがあることである。

医療はその黎明期《れいめいき》から感染症とたたかい続けてきた。しかし、WHO（世界保健機関）が一九八〇年に撲滅を宣言した天然痘ウイルスや大型寄生虫など特定のものを除くと、たたかいは終わることなく続いている。それどころか、速い速度で進化を続けるウイルスや細菌とは永久戦争の様相も帯びている。逆に、進化の結果ヒトと穏やかに共生していた細菌や寄生虫がいなくなることで不都合が生じることもあり、敵と味方を見分けることすら容易ではないのが現状である。

生活環境の激変と文明病

敗戦直後、日本人の死因は結核、呼吸器感染症、胃腸炎、脳血管疾患の順であり、感染症が主なものだった。それが今では、主な死因はがん、心疾患、脳血管疾患、肺炎となり、感染症による死は激減した。また、増加した死因の背景には糖尿病、脂質異常症、高血圧、高尿酸血症などの疾患があると考えられている。これらの疾患は特定の生活習慣（食生活、運動不足、喫煙など）によって発症するという意味で、生活習慣病と呼ばれている。

生活習慣病は、発症の初期には自覚症状によって病気と判断することは難しく、臨床検査のデータによって病気であるかどうかが判断される。また生活習慣病では、糖や脂肪の過剰な摂取が原因のひとつとされている。ヒトの身体は農耕や牧畜が始まった一万年前ごろ、ヒトが日常的に飢えていたころからほとんど進化していない。つまり、我々の身体はそうした飢餓の状態を生き抜くように最適化されているともいえる。そうした身体を持ったまま飽食環境下に置かれているすべてのヒトが生活習慣病予備軍となっているのである。

一方、今では昔話になったが、精米技術の発達で玄米食から白米食に変わったことにより、ビタミンB_1の不足が原因で起こる脚気《かっけ》がはやったことがある。江戸時代には富裕層だけに見られたものだが、大正時代から戦時中にかけては結核とともに二大国民病といわれた時代すらあった。

このように、食事を通じて得るべきものが不足したり、過剰になったりすることによって起こる病気がある一方で、普通の食物ではなく、人類の文明が見出したり作り出した物質であるアルコール、タバコ、幻覚剤、麻薬、覚醒剤などが強い依存性を伴う病気の症状を引き起こすことがある。さらに、次々と生み出される化学物質や廃棄物などにより、人類は繰り返し健康被害にさらされ続けてきた。病気治療に用いられる薬物の副作用により新たな病気が発生してしまうことすらある。

また、ヒトが摂取する物質とは違うが、交通事故にしても、動物としてのヒトが文明の利器である自動車のスピードに対応できないことにも原因があることは、飼い猫や野生動物がしばしば交通事故に遭っているのを見ても容易に想像できる。そう考えると、感染症を除くほとんどの病気の原因は文明とともに、ヒトによって作り出されてきたものといってもよいであろう。

医療の誕生

野生動物でも、日常の食餌ではミネラルやビタミンなどが足りなくなることがある。そうした場合には、ふだんは食べない塩や泥・炭、通常の食草ではない植物を食べたり、草食動物が昆虫などを食べたりすることが知られており、彼らは身体になんらかの栄養が不足するとそれを感知する能力を持ち、必要な食物を選ぶ能力を持っていると考えられている。

また、下痢をしたチンパンジーが、ふだんはあまり食べない抗生物質を含むアスピリアというキク科の植物を食べているのが観察されている。チンパンジーは、アスピリア以外にもツユクサやイチジク、さらにはアフリカの現地人が腹痛や寄生虫駆除に使っている樹皮や樹液を食べることも知られている。これについては、チンパンジーなどがそれらの植物を食べているのを見て、ヒトが真似をしたという可能性があり、薬の起源はこのあたりに求めることができると考えられている。

植物の中にはさまざまな薬理作用を持った化学物質があることがわかっており、最初に薬として使われたのはこうした植物だった。植物由来の薬として古くから知られているものに、ケシか

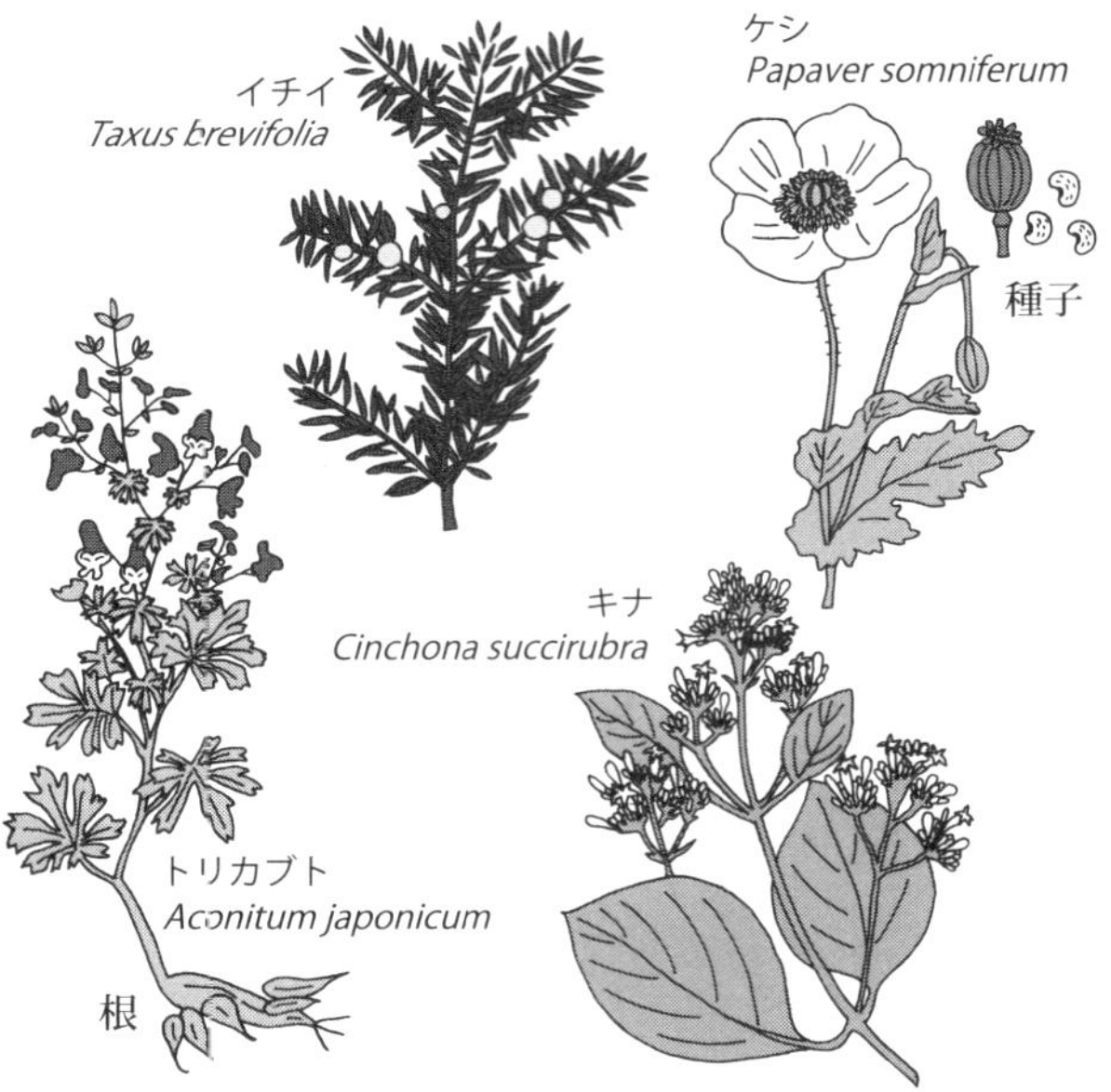

図3－2　薬理作用のある植物

ら採れるモルヒネ（麻薬）、マラリアの特効薬であるキナという植物の樹皮から採れるキニーネがあり、新しいところでは、イチイの樹皮や根からは抗がん剤であるタキソールが抽出されている（図3－2）。一方で、植物や菌類の中には毒性のある化学物質も多く存在し、誤って食べると食中毒の原因となることもある。

じつは、毒と薬は厳密に分けられるものではなく、たとえば、昔アイヌ民族がヒグマを狩る際に使う矢に塗っていたトリカブトは毒性が強いが、その根は漢方薬として使われている。これらの毒は、動物に食べられることを免れるためや、カビや細菌に対する防御のために植物が進化させたものと考えられていて、使い方によっては、文字通りヒトをも殺してしまう毒になる。

しかし、ヒトは古くからこうした毒を「薬」として利用してきた。その毒性が、たまたまヒト以外の動物やカビ・細菌に対しては強く、ヒトに対しては弱いという場合には、ヒトのための薬として利用できるのである。

多くの事故を乗り越えて経験的に獲得した知恵なのだろうが、どういう植物がどういった場合に薬として使えるかという知識は、医療のない時代のヒトにとってみればまさに生死を分けることにもなっただろう。日本でも数千年前の縄文人たちの住居跡から、薬として使ったと見られる植物（薬草）が多数発見されている。長生きをして、こうした薬草に対する知恵を持った長老的存在から、病気を治す専門家としての医師の誕生はほんのワン・ステップである。

医療を見直す

薬でさまざまな病気の症状が軽減されることが発見されると、人類はヒトの身体に起こるあらゆる不都合な症状を医療によって改善することをめざすようになった。頭が痛いとか、身体がだるいとか、咳が出るなど症状がはっきりと自覚されるものをなんとかしたいというのは自然な欲求であり、世の中にはそうした自覚症状を緩和するたくさんの種類の薬があふれている。

ダーウィン医学では、薬を用いた治療についてもう一度考えることを推奨している。薬を使うなというのではなく、毒になることもある薬によって、もともと持っている身体の自然治癒能力を妨害してはいないかという観点を持つことが重要なのである。

沈黙の臓器と呼ばれることもある肝臓は、機能障害を起こしてもあまり自覚症状が出ないことで有名であり、昔はかなり悪化して回復が難しくなってから発見されることも多かった。最近では血液検査などでかなり初期の段階から異常を検出できるようになったため、多くの人が助かっている。このような自覚症状の出にくい臓器の異常に対しては、臨床検査の値は重要な判定データになる。

しかし、昨今の検査技術の発達は目覚ましく、尿と血液だけでも何十項目もの値が出されることもある。そうなってくると、自覚症状はまったくなく、機能障害も起こっていないのに、さまざまな病名がつくことがある。とくに、生活習慣病といわれる糖尿病、高脂血症、高血圧などはそうしたものの代表である。

また、超音波診断や食道から胃のバリウム検査によって、脂肪肝や微小なポリープなども発見されやすくなっている。もちろん、こうした状態がより深刻な病気のもとになる可能性はあり、予防医学的な見地から状況を監視することは好ましいのだろうが、「自覚症状」のない状態を検査値をもとに「治療」することが常に必要なのだろうか。

ヒトの身体には、異常を元に戻す働きが備わっているのだ。拙速な治療行為が、身体の本来の働きを押しとどめてしまったり、また薬の副作用で不要な疾患を背負い込むことにならないように、医師としっかりと相談すべきであろう。

遺伝病を治療すること

新生児がなんらかの疾患を持って生まれてくる先天性疾患の原因には、両親の片方または両方がその原因となる遺伝子を持っている場合や、受精後に胎児の遺伝子が突然変異を起こす場合、さらには母胎内におけるウイルス感染や薬剤を含む化学物質などが原因となる場合があり、そのうち遺伝子・染色体に原因が求められるものは遺伝病と呼ばれる。先天性疾患の多くは、遺伝病であることが知られている。

両親から遺伝子を受け継ぐ遺伝病として有名なのが血友病である。性染色体のうちのX染色体上には血液凝固に関係するタンパク質があるが、そのうち第Ⅷ因子または第Ⅸ因子を作る遺伝子に変異が起こり、正常な因子が作られなくなるために血液凝固が起こりにくくなる。するとちょっとした怪我や内出血でも出血が止まらないため、重篤な症状へと進行することがある。血友病に関しては、早くから遺伝子レベルで解析が進んでいたために遺伝子治療の研究も行われている。

遺伝病は、医療のない時代ならばどうすることもできず、進化によってその性質が淘汰されるのを待つ以外に克服の道はなかったものであるが、今では遺伝子を改変する技術を使った医療行為も可能になってきている。しかし、遺伝子の改変がヒトの進化的未来にどのような影響を及ぼすのかわからないまま医療行為の中に取り入れていくことの危険性は充分に認識しておきたい。そのうえで、遺伝子改変医療をどのように導入していくべきなのか、医師と患者だけではなく、多くの科学者や一般市民を巻き込んで議論しておく必要があるだろう。

老化と死

多くの人がもっとも忌み嫌うもののひとつが老化であろう。加齢に伴い、白髪やシワ、シミなど見た目の明らかな老齢化ばかりではなく、視覚・聴覚をはじめとする感覚能力や運動能力、脳機能の低下、骨粗鬆症《こつそしょうしょう》、動脈硬化など、分子・細胞・組織・器官レベルであらゆる機能低下が起こる。

老化は進行速度の差こそあれ万人に起こることであり、どんなに長生きをしたとしても一五〇歳まで生き続けることは不可能なので、たとえ死に至る原因のひとつだとしても万人に訪れる老化を病気と呼ぶことはできない。とはいえ、前に述べた生活習慣病は老化が進むにつれてかかりやすくなる病気であり、ほかにも、歯周病、がんやリウマチなど、老化に伴ってかかりやすくなる病気は多い。

　したがって、老化の進行を止めたり、あるいは遅らせたりすることができれば、病気になる可能性も低くなると想定されるので、老化の対策は医療によって行われている。しかし、医療によって老化を遅らせることが、ヒトの進化にどんな影響を与えるのかはまだわかっておらず、これからの課題となるだろう。医療と老化については第8章と第9章でもう一度考えてみたい。

　次の章からは、これまでとりあげたさまざまな病気について、ダーウィン医学の視点ではどう捉えているのかをくわしく見ていくことにする。

第4章

感染症　～ヒトと病原体の進化競争

感染症には風邪のように症状の軽いものから、エイズ（AIDS：後天性免疫不全症候群）のように非常に致死率の高いものまでさまざまあるが、その数は非常に多い。医学の歴史は感染症とのたたかいの歴史であるといえるほどである。

誕生直後から病原体の感染にさらされてきた生物が、それに対抗するための手段を進化させる一方、病原体も感染を成功させるための進化を続けている。これが生物進化に見られる「軍拡競争」である。さらに、医療の発達に伴い、抗生物質のような薬剤と、それに対抗する病原体の出現という、新たな競争も勃発している。

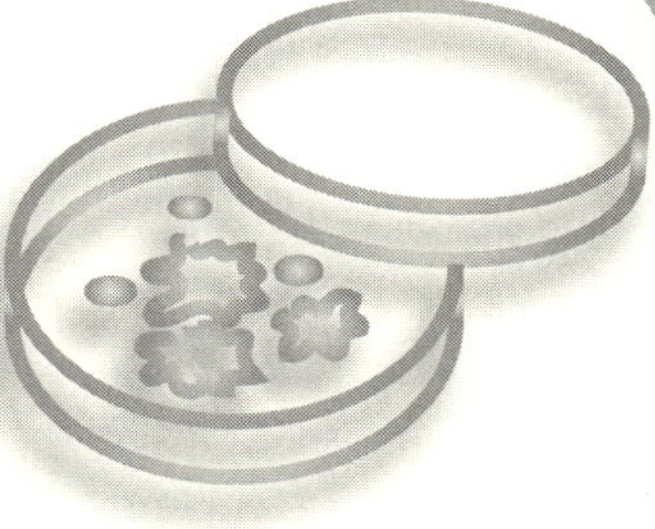

さまざまな感染症

ウイルスや細菌、菌類、動物などの寄生生物（病原体）が、宿主の身体に侵入・定着することを感染という。感染が起こってもなんの症状も出ないこともあるが、なんらかの病状が現れれば感染症ということになる。代表的な感染症をいくつか見てみよう。

最近、食中毒の原因として注目されるようになったカンピロバクターは細菌である。健康なウシやブタ、ニワトリの腸管内に存在し、動物を解体する際に混入したカンピロバクターが、加熱調理されずに提供されて消化管内に入るケースがほとんどである（図4－1）。一〇〇個程度というきわめて少ない数の細菌でも感染が成立し、数日から七日という、食中毒としては長い潜伏期間を経て発症するので、その初期は原因がわからず風邪と診断されることもある。

症状は発熱、腹痛、下痢などであり、時には血便を伴う腸炎を引き起こすこともあるが死に至ることはまずない。多くは安静にしていれば自然治癒するが、ほかの病気との分別のためには医師に相談すべきである。

カンピロバクター感染は、昔はほとんど見られなかったが、人々がグルメになったこともあり、さまざまな鳥獣肉を生で食べるようになって増えてきた。治療において抗生物質を処方することもあるが、すでに耐性菌が確認されている。これは、家畜で使われた抗生物質に対して進化

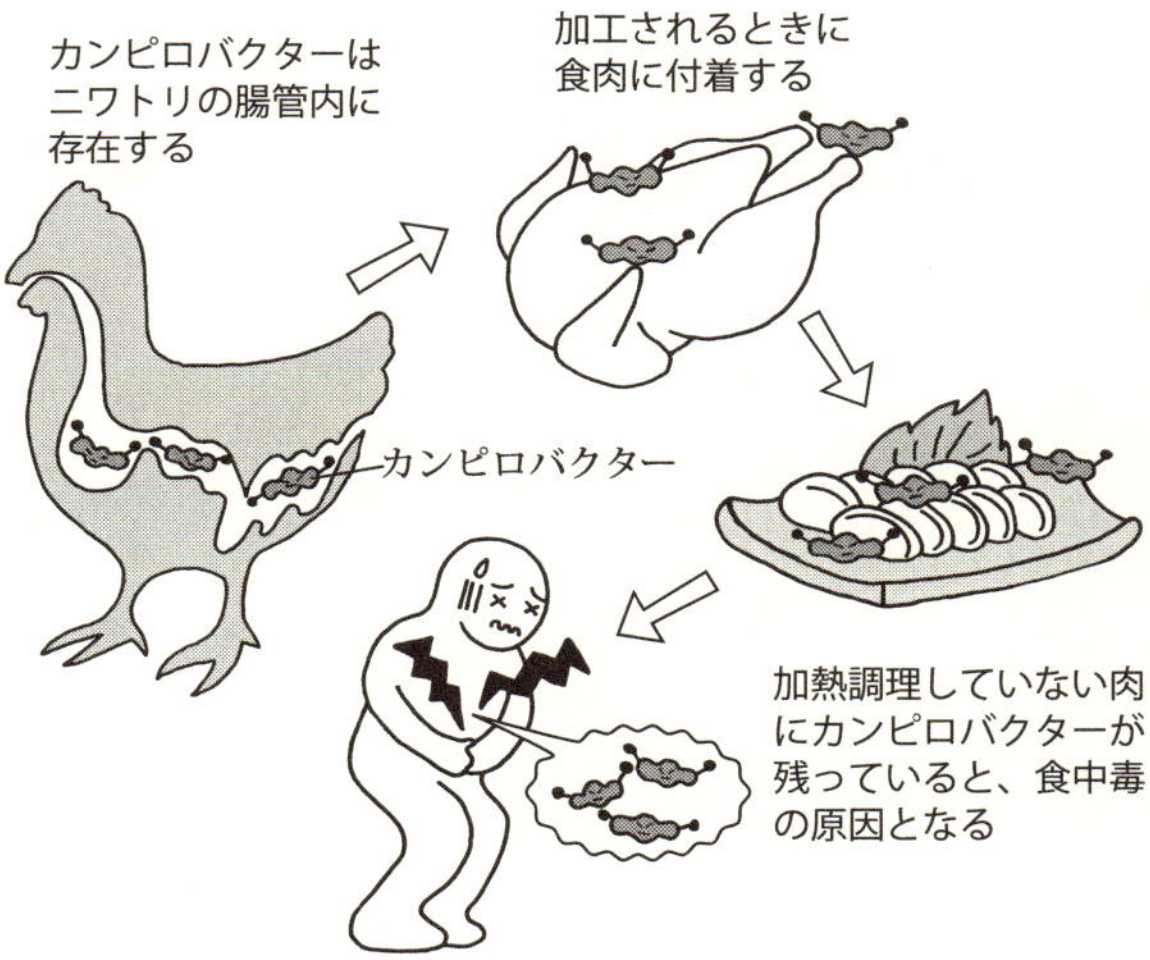

図４－１　カンピロバクター感染

してきたものと考えられている。

アメリカでは動物飼料中に抗生物質が使用されているため、一九九九年時点でカンピロバクターの五四パーセントが耐性菌になっているという報告がある。こうした耐性菌がヒトに感染した場合、現在のカンピロバクター感染と同様に自然治癒するのかどうかはわからないうえ、治療には新たな抗生物質を使わなくてはならない。

また、動物の持つ耐性菌に感染しなかったとしても、治療に抗生物質を使用すれば、ヒトの身体の中でカンピロバクターに対する耐性菌が出現する可能性もある。したがって、家畜に対してもヒトに対しても、抗生物質の使用は最小限に留めることが望ましい。

多包条虫と呼ばれる寄生虫が原因のエキノ

コックス症は、北海道のみに分布が見られる感染症であったが、最近は本州への拡大も懸念されている。多包条虫はキツネやイヌなどを最終の宿主としてその腸管内で成熟し卵を生み、感染したキツネやイヌの糞とともに排出される。

まず、水や食草などとともに虫卵を飲み込んだ野ネズミなどの小腸で孵化した卵は、多包虫という幼虫になる。感染した野ネズミがキツネやイヌ・ネコなどに食べられると多包虫は成虫（多包条虫）になって、それらの体内でまた卵を生む。このサイクルを繰り返すのである。

ヒトが水や食べ物とともに虫卵を取り込んでしまうと、腸内で孵化して幼虫となり、腸壁を食い破って体内に侵入することもある。血流に乗って肝臓や肺、脳などに到達した幼虫はそれらの臓器の中で嚢包を形成し、ときに重篤な症状をもたらす。手術をして嚢包を取り出すことができない場合には、化学療法も併用される。

エキノコックス症に関しては、ヒトは中間宿主としての存在であるにもかかわらず、多包条虫が腸壁を破るという「攻撃」が見られる。このことから、エキノコックス症はヒトがイヌ科のオオカミに食べられることがあった時代のなごりとして存在すると考えることも不可能ではないが、多包条虫にとっては、宿主を間違えて起こった「事故」なのかもしれない。

俗にミズムシと呼ばれるものは、白癬菌《はくせんきん》による足の皮膚角質内部への感染である。白癬菌は身体のあちこちの皮膚に感染するが、その部位によってタムシ、インキン、シラクモと呼ばれることもある。白癬菌は真菌と呼ばれるカビの仲間で、高温多湿を好むため日本では梅雨の時期から症状が悪化する人が多い。

皮膚の角質内部は、血管が分布せず白血球なども集まりにくいので、自然には治りにくい。白癬菌自体の感染力は弱いといわれるが、履物や風呂マットなどを通じて容易に伝染が起こるという。ヒトの身体の中で攻撃されにくい場所を住みかにした白癬菌にとっての「幸運」もあり、放っておくとミズムシはいつまでも感染を続けてヒトを悩ませる。

また、白癬菌はもともと薬剤に強く、ヒトが薬を使うことによる軍拡競争には至っていないようだ。日本人に広く見られる疾患であるが、重篤な症状へと発展することはなく、死に至る病ではない。

ミズムシが靴や靴下を履くことによって増強されることから、これは後に出てくる「文明病」ともいえるであろう。

エイズはウイルスによる感染症

ここまでは、肉眼あるいは普通の光学顕微鏡で見ることのできる比較的「大型」の病原体による感染症を見てきたが、じつは、電子顕微鏡を使わなくては見ることのできないウイルスによる感染症が群を抜いて多い。なかでもエイズを引き起こすＨＩＶ（ヒト免疫不全ウイルス）は免疫細胞に感染し、それを破壊してヒトの免疫能力に障害を与えるという、あまり例のない感染の仕方をする。

エイズでは、症状が進み免疫細胞が激減すると、免疫力が低下し、ふだんはほとんどなんの症状も生まない細菌や真菌などが増殖して感染症状を示す「日和見感染」を生じる。その後、エイズ独特の肺炎やカポジ肉腫などのがんが発生することによって生命が脅かされる。その症状の恐ろしさに比べると、HIVの感染力はきわめて弱く、感染者の血液が直接血液や傷口を経由するような状況や、性行為、あるいは母乳による感染以外での感染の可能性はほとんどない。

現在はさまざまな抗HIV薬があり、HIVに感染したとしても、発症前に処方することで免疫細胞の減少を抑えられるようになってきたが、免疫細胞がダメージを受けているため、ウイルスの根絶には至っていない。

この章の後半に出てくるように、エイズに関しては共生が成功しているサルに起源があり、ヒトへ感染するようになってからまだ時間が短いことが、激しすぎる症状の原因とも考えられる。時間軸をもっと長く取れば、共生が成功する可能性は高い相手だと思われる。

共生と寄生

このように、ヒトはさまざまな感染症に悩まされているが、寄生生物にとっては感染することが生きる前提である。それに対し、寄生される宿主にとっては自分の身体を住みかにされ、生殖の場に使われ、栄養を奪われるばかりでなく、大量の細胞が破壊されるなどして時として致命的なダメージを受けることもあるので、寄生生物は歓迎されない客である。

現代の生物学では寄生という概念は共生の特殊な状態であるとされているので、ヒトとそこに住む生物は共生関係にあると定義される。そうはいっても、前述のようなミズムシの白癬菌が感染した状態などは、たとえ生物学的には「共生」と呼ばれるものであっても、日常的感覚からは明らかに疾患という名の不快や害を与えられる「寄生」状態である。

ヒトの身体の中では、感染によって身体になんらかの不都合が起こった場合に防御反応が現れる。感染当初の時期に、侵入者が敵なのか味方なのかを見極める「様子見」を行い、そのまま感染を許して「共生」するか、「寄生」と判断して排除するのかを決めるのである。

ヒトの身体は小さな生き物にとっては巨大な生態系空間であり、そこを住みかとしている生物も多い。肉眼でも見えるような、髪の毛の間に住むアタマジラミや、消化管内に住むカイチュウ、ギョウチュウ、サナダムシなどが有名である。しかし、最近は強力な寄生虫駆除薬が開発されたり、寄生虫の生活史を断ち切るような衛生環境の改善などによって、消化管内を含む身体の外部に取りつく大型の寄生虫は激減している。彼らの消滅とともにアレルギーやアトピー症が増えてきたことを考えると、じつは彼らも共生生物だったということになる。

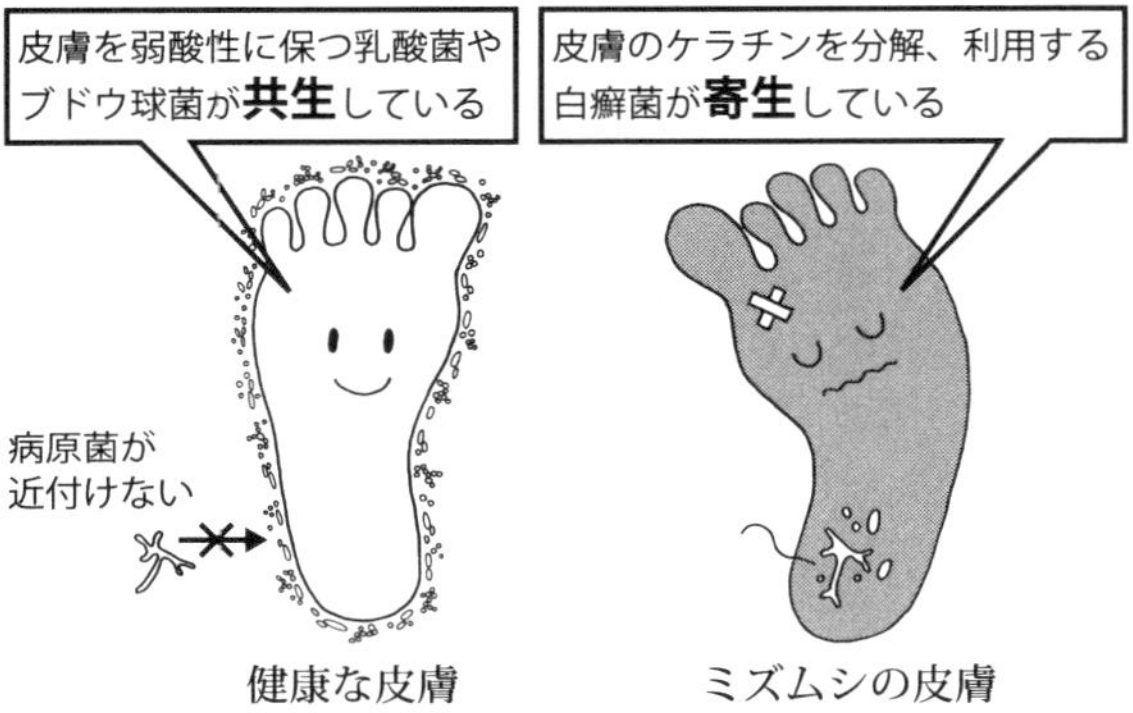
皮膚を弱酸性に保つ乳酸菌やブドウ球菌が**共生**している
皮膚のケラチンを分解、利用する白癬菌が**寄生**している
病原菌が近付けない
健康な皮膚
ミズムシの皮膚
図4－2　寄生と共生

一方、身体の表面には無数の目に見えない微生物が生活している。白癬菌はやっかいものであるが、ヒトの皮膚には常在菌と呼ばれるブドウ球菌や乳酸菌などの無害な多種類の細菌が多数（一平方センチメートルに一〇〇万個くらい）住んでおり、意外なことに皮膚を弱酸性に保ち、皮膚の衛生状態を保ち、有害細菌が増殖するのを防ぐ役割を担っている（図4－2）。彼らはヒトに住みかを提供してもらっている一方で、ヒトに対して生体防御という利益を与えているので、まさに相利共生状態といえる。

体外共生のもうひとつの例として、腸内細菌をあげることができる。口から始まって肛門に終わる消化管の内部は、身体の内側にあるように思えるが、じつは体外である。口から入った食物の通り道を考えてみれば、消化管の中が体外とつながっていることがわかるだろう。

消化管の中には、皮膚とは桁違いにたくさんの細菌が

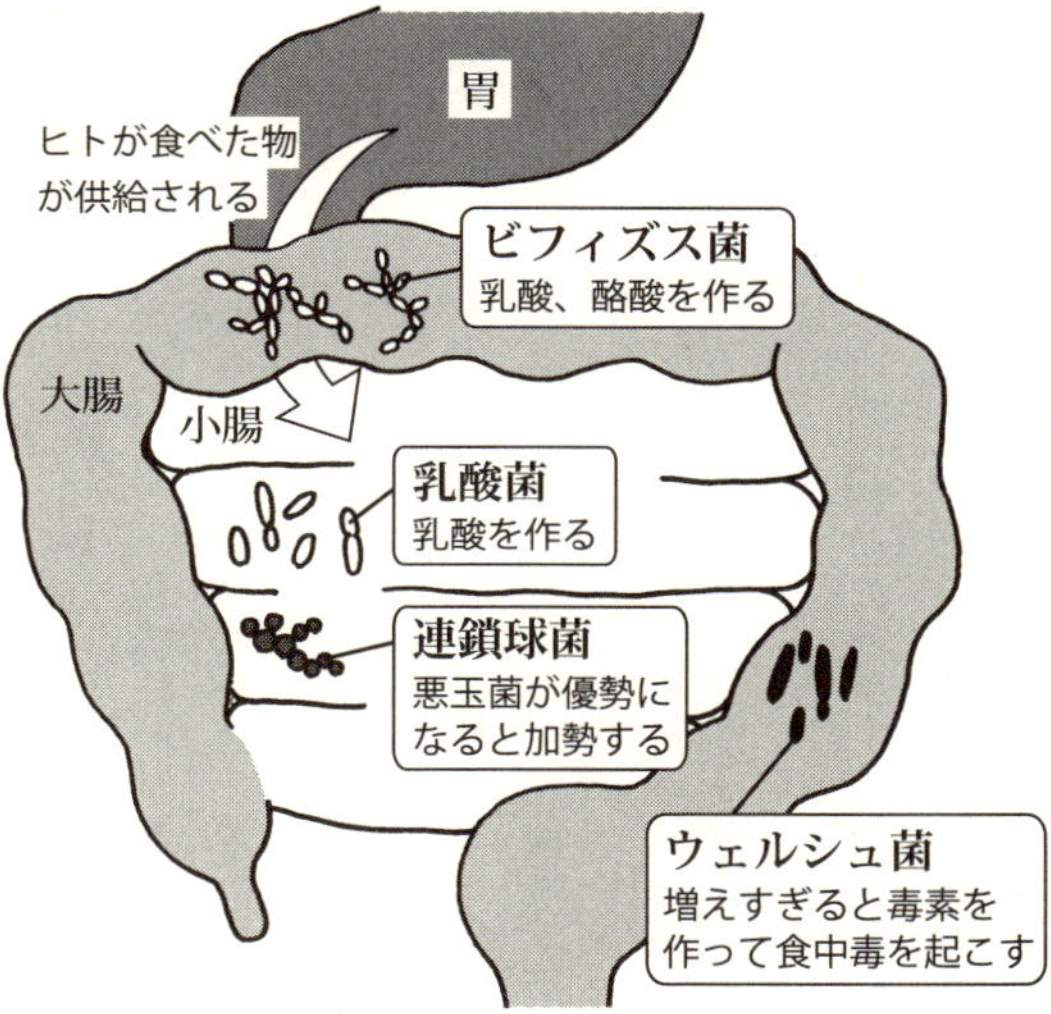
胃
ヒトが食べた物が供給される
ビフィズス菌
乳酸、酪酸を作る
大腸
小腸
乳酸菌
乳酸を作る
連鎖球菌
悪玉菌が優勢になると加勢する
ウェルシュ菌
増えすぎると毒素を作って食中毒を起こす

図4－3　腸内細菌

住んでいる。とくに小腸・大腸の中には腸内細菌と呼ばれる細菌が膨大な数、存在している。ヒトの身体を構成する細胞数が約六〇兆個であるのに対して、腸内細菌は約一〇〇兆個ともいわれており、糞便の約半分は腸内細菌およびその死骸である。

腸内細菌は、もちろんヒトの食べた物を栄養に生活しているが、ヒトの酵素では分解できないものを分解したり、時にはヒトが作ることのできないビタミンKを作ってヒトに供給したりもする。

また、よく知られているように、腸内には乳酸菌やビフィズス菌など乳酸や酪酸などを作りヒトの健康に貢献するいわゆる「善玉菌」のほかに、増えすぎると人体に有害な物質を作り、消化不良や下痢を引き起こすウェルシュ菌など「悪玉菌」と呼ばれる菌も共生している（図4－3）。

通常は、そうした腸内細菌がバランスの取れた腸内生態系を構成しており、外部から侵入してきた病原性細菌の増殖を防ぎ、ヒトの健康にも大きな貢献をしている。ところがなんらかの原因でバランスが崩れると、それまで問題なく共生していた細菌が人体に有害な存在になる日和見感染を起こすこともあるので、善玉菌・悪玉菌というのもあくまでも相対的な区分けであろう。

病原体としてのウイルスと細菌

このように見てくると、身体に住む多くの微生物とヒトは非常にうまくつきあっており、食中毒の原因となるO157などの病原大腸菌、サルモネラ菌、カンピロバクターのようにヒトの身体に強い害毒を及ぼす細菌は意外に少数派である。

なぜならば、腸内細菌が腸の中に住んでいようと思ったら、宿主であるヒトに害を与えることは得策ではない。ヒトから見ると、腸の中に住まわせることで、自分が分解できないものを分解してくれたり、有害な細菌の繁殖を抑えてくれたりといったメリットがあるから、住むことを許している。もしも自分の生存にとって不利なことしかないのであれば、宿主は生体防御反応を駆使して細菌を追い出そうとする。また、腸内細菌の毒性で宿主が死んでしまったら、細菌はそこに住むこともできなくなるので、それもまた両者にとって益にならない。

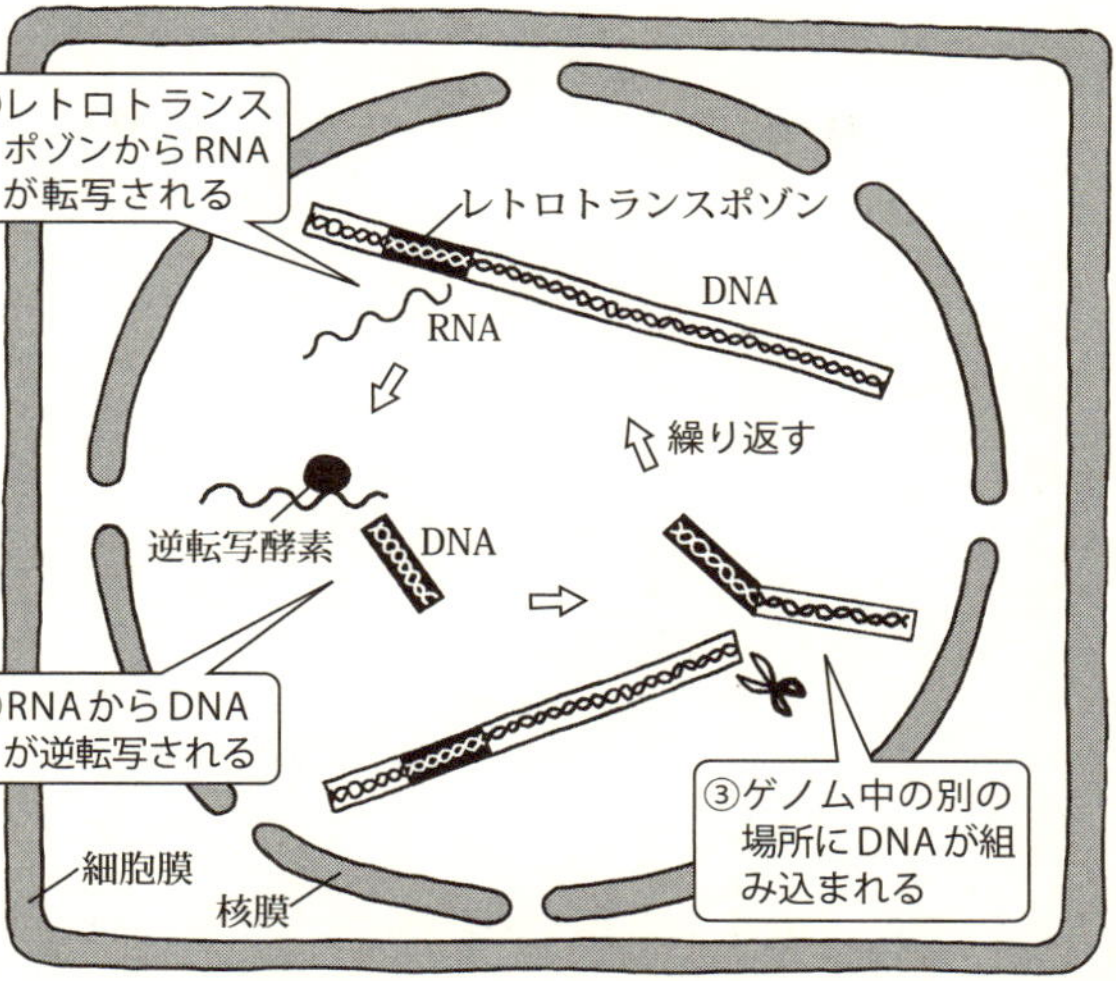
①レトロトランスポゾンからRNAが転写される
レトロトランスポゾン
DNA
RNA
繰り返す
逆転写酵素
DNA
②RNAからDNAが逆転写される
③ゲノム中の別の場所にDNAが組み込まれる
細胞膜
核膜

図4－4　レトロトランスポゾンと宿主ゲノムDNAの共生
ゲノム内に共生状態で存在するレトロトランスポゾンDNAの転写によってできたRNAが、逆転写によってDNAを作り、それがゲノムの一部となる。これを繰り返すことで、核の外に出ることなく、複製されたDNAを増やしていく。

そのようにして長い時間をかけて共生状態が続くことで、お互いに害を与えないように進化した組み合わせが選択されて残る。体内に住む生物が宿主に害を与えないように進化すると同時に、宿主も自分にとって有利になるならば、そういう細菌に対して免疫反応を起こさないように進化することもわかってきた。

ところで、ウイルスは細菌と異なり寄生せずには生物として活動することすらできず、宿主に対する依存性が細菌よりもはるかに強いにもかかわらず、宿主に大きなダメージを与える病原性を持ったウイルスがいるのはなぜだろう。ウイルスは、長い年月をかけてヒトと共生するようにはならなかったのだろうか。

じつは、ヒトを含む真核生物のゲノムには、ウイルスに由来すると思われる遺伝子配列が取り込まれていることが知られている。そのひとつであるレトロトランスポゾンは、増殖して動き回る遺伝子として発見された。遺伝子としての働きはまだよくわかっていないが、自分自身のDNA配列をRNAに転写した後、そのRNAを逆転写酵素によってDNAへと逆転写し、ゲノム中の別の場所にもぐり込むというしくみによって、自分自身を増やす（図4－4）。

このしくみは、エイズ・ウイルスであるHIVなど、RNAを遺伝子として持っているレトロウイルスのやっていることとそっくりである。レトロウイルスは、ヒトの細胞の中に侵入すると自分のRNAをDNAに逆転写し、作ったDNAをヒトゲノムにもぐり込ませ、そのウイルスDNAを使って新たなHIVのRNA遺伝子を大量に転写して、たくさんのHIVを複製する（図4－5）。

唯一の違いは、レトコウイルスではRNAが新しいウイルスを作るために使われ、細胞を破壊してしまうのに対して、レトロトランスポゾンではDNAから転写されたRNAがまたDNAを作り、細胞を破壊することなくゲノムの別の場所へともぐり込むということだけである。これは、ウイルスと真核生物との間で、細胞の中から出ることのない共生関係が作り上げられた結果

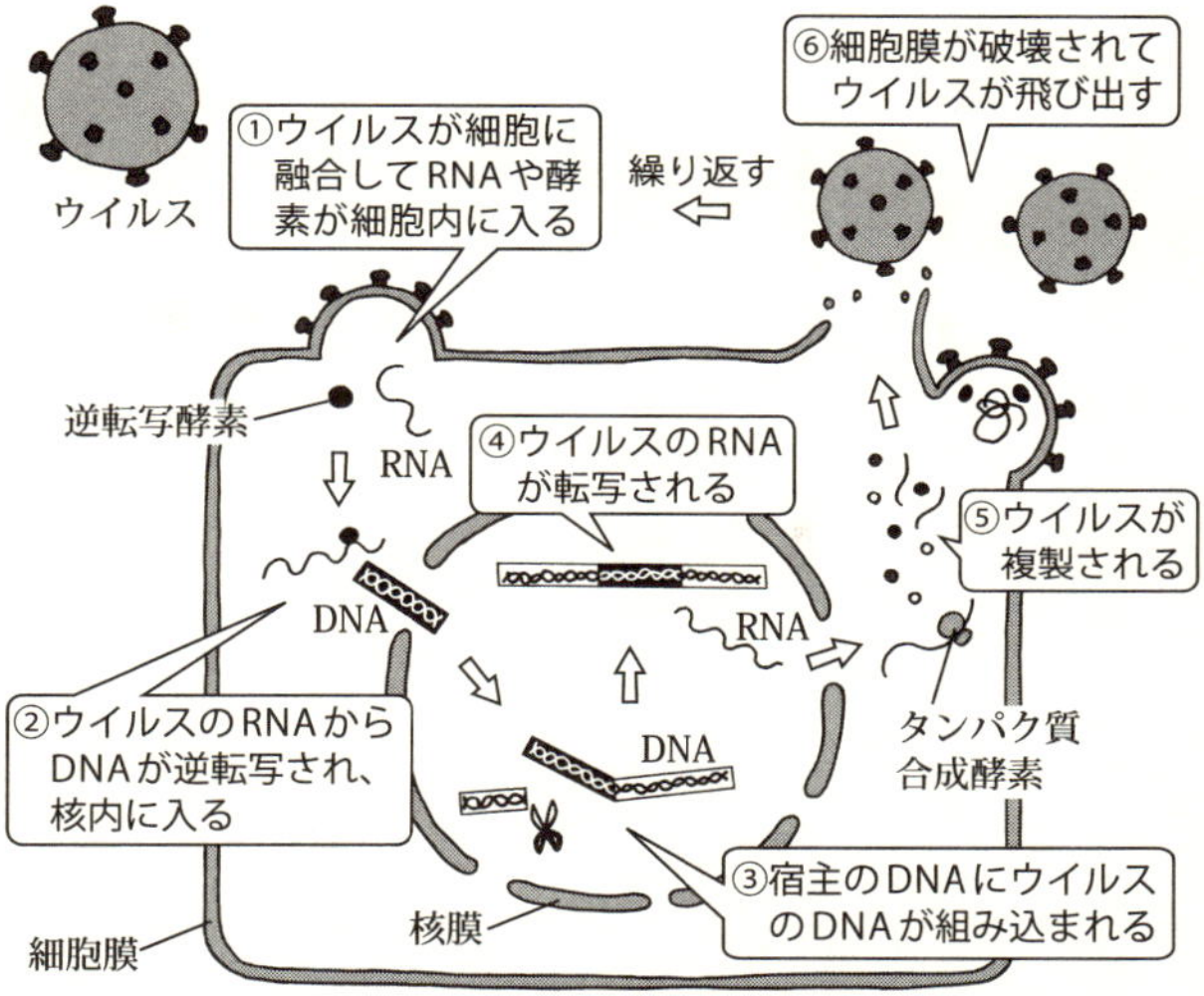

図4－5　レトロウイルスの寄生による細胞の破壊
ウイルスRNAの逆転写によって作られたDNAは、宿主DNAの中にもぐり込んでゲノムの一部となる。その後、ウイルスDNAの転写によってできたRNAと、合成されたウイルスタンパク質で作られたウイルス粒子が細胞を破壊して外へ飛び出し、感染を広げる。

とみなすことができる。

このようにして共生関係に入ったウイルスもたくさんいると考えられており、ヒトゲノムの中にあるレトロトランスポゾンだけでゲノム全体の八パーセントにもなっている。

一方で、宿主のゲノムに取り込まれてしまうことを拒否し、ヒトからヒトへの感染を繰り返すようなウイルスは免疫システムとの永久戦争を続けている。そんな中で、もし感染力が強く致死性も高いようなウイルスが出てくれば、たくさんのヒトが殺されることになるが、そのウイルスに対する防御機構を持っている、あるいは獲得したヒトはその状況でも生き残ることができる。

現に一九一八年から流行し、五〇〇〇万人もの死者を出したインフルエンザ「スペイン風邪」を経験し、現在まで生きている三二人の血液を調べてみたところ、流行から九〇年以上経っているにもかかわらず、血液中にはそのとき流行したインフルエンザ・ウイルスに対する非常に強い抗体を持っていることがわかった。つまり彼らは、免疫力によってスペイン風邪に打ち勝ったのだ。

逆にいうと、インフルエンザは一回流行が過ぎると、生き残ったヒトには免疫記憶が残ってしまうので、再度の感染は難しくなる。そこで、インフルエンザ・ウイルスは、毎年毎年進化を続け、それ以前に作られた抗体では効かないように「姿」を変えることにより、再度ヒトへの大規模な感染を可能にしている。

一方、ヒトを含む脊椎動物はウイルスほど速く進化することはできないので、進化によってウイルスに対抗するのは難しいが、彼らに対抗するためのすばらしいしくみを持っている。それが免疫である。

ワクチンの項（86ページ）で述べるが、免疫細胞を破壊するＨＩＶのようなものでない限り、どんなに致死性の高いウイルスに対してでも免疫システムはきわめて有効に働く。ウイルスの侵入を完全に防ぐことができなくても、免疫システムが活性化されるまでの序盤戦に敗北しなければ、じつは勝機はこちらにある、というのがダーウィン医学の考え方なのだ。

身体の中で進化する免疫細胞

ヒトの身体は約六〇兆個もの細胞からなっているが、子孫を作るのはそのうちのほんの少数の生殖細胞だけである。身体の大部分を構成しているほかの細胞（体細胞）は個体の死とともに一代限りですべてが死滅してしまう。一方、生殖細胞・体細胞を問わず、一個体の身体を構成するすべての細胞は一個の受精卵の子孫なので、あらゆる細胞が同じ遺伝子セット（ゲノム）を持ったクローン同士である。

つまり、ある個体の生殖細胞が子孫を作るということは、「遺伝子の伝達」という視点で見る限り、その個体の体細胞が子孫を作るのと同じ意味を持つ（図4－6）。体細胞は一代限りですべて死に絶えたとしても、体細胞と同じゲノムを持つ生殖細胞が次世代を生み出すことで、自分と同じゲノムが子孫に伝わるので、死滅する体細胞は無駄に死ぬことにはならないというわけである。

しかし、その身体が、侵入してきたほかの生物が子孫を作るために利用されてしまっては、体細胞の犠牲が台無しになってしまう。つまり、免疫は自分の身体の中で、自分と同じゲノムを持

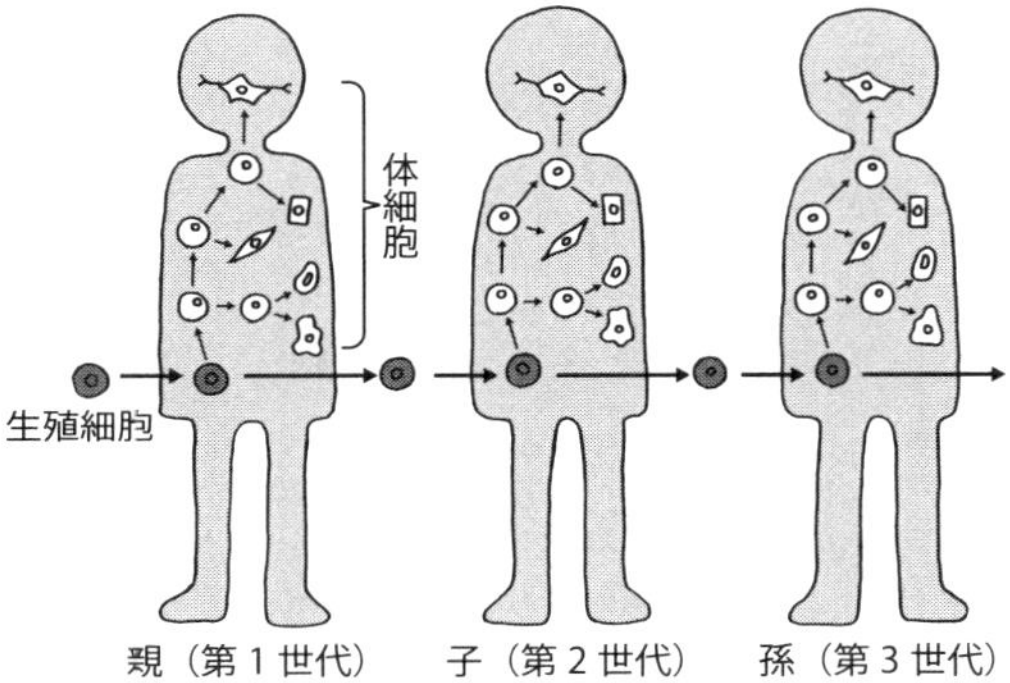

図４－６　生殖細胞と生命の連鎖
実際には、両親に由来する２つの生殖細胞が次世代の個体のもとになる。

った生殖細胞だけに生殖することを許し、ほかの生物がそこで子孫を作ることを許さないために進化してきたしくみなのだ。

したがって、ウイルスや細菌に限らず自分と同じゲノムを持っていないあらゆる生物の侵入をけっして許さないのが免疫システムの原則となる。その結果、病気を治すために「善意で」移植された臓器でさえ、体細胞と同じゲノムを持っていないという理由で拒絶されてしまうのだ。

このようなしくみは、どのようにできあがっていったのだろうか。前に述べたように、進化においては遺伝子の変化によって新たに生まれた性質がその生物にとって「有利」ならば自然のしくみによって選択され、その積み重ねによって新しい種が生まれる。インフルエンザ・ウイルスは遺伝子の変化によってその姿を変え、ヒトやトリなどといった宿主の免疫システム

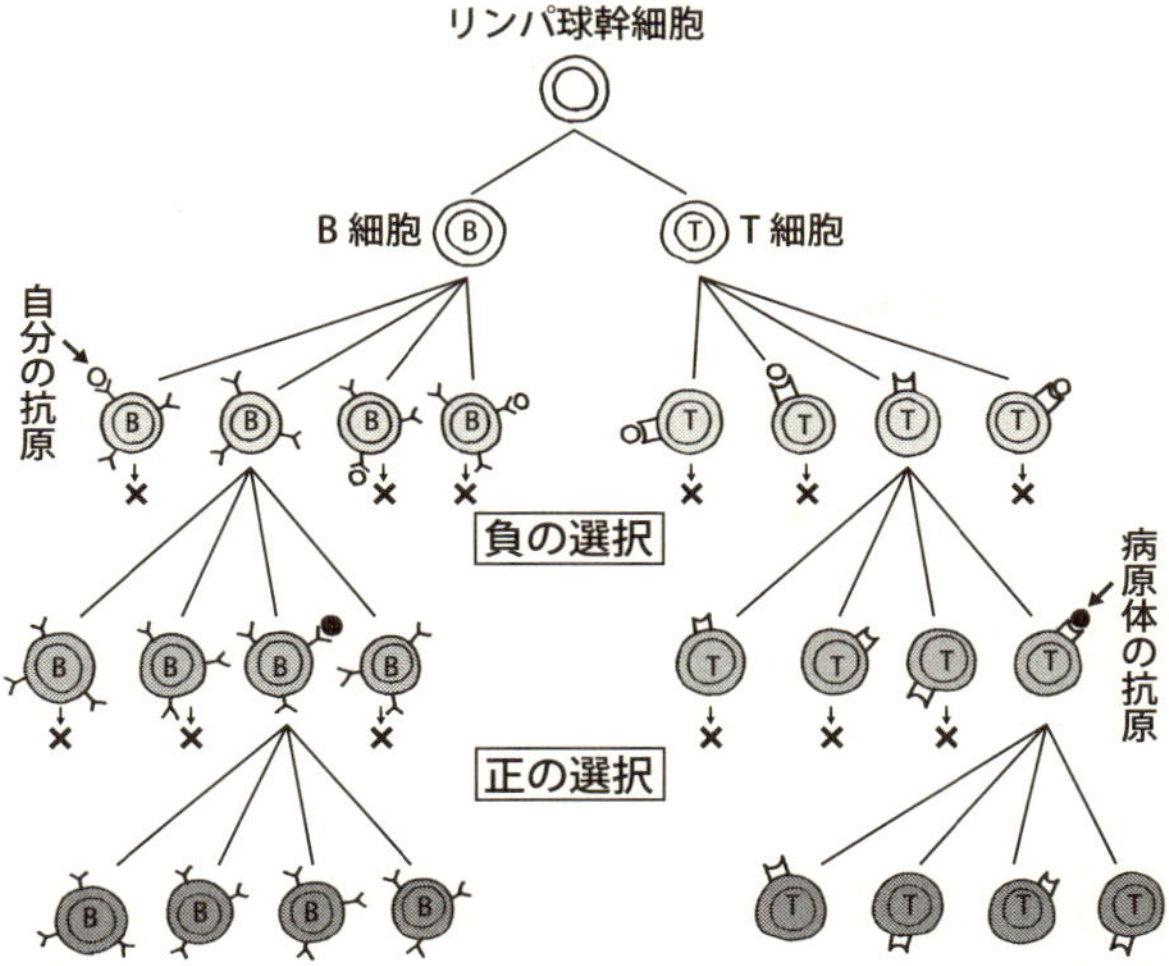

図４－７　免疫システムは身体の中で「進化」する

共通のリンパ球幹細胞から作られたＴ細胞とＢ細胞は、Ｔ細胞受容体および抗体遺伝子の内部で、DNAの一部をつなぎ換えたりDNAに変異を導入したりしながら増殖し、異なる抗原認識能力を持った子孫細胞を生み出す。そして、まず自分自身の持つ抗原に出会ったものが削除され、自分に対しては反応しなくなる（負の選択）。次に、病原体の抗原などに出会ったものだけが増殖し、どんな病原体にも反応できる免疫システムが完成する（正の選択）。

に攻撃されないように進化を続ける。じつはヒトの免疫システムも、驚異的なスピードで進化するウイルスに対抗するしくみを持っているのである。

脊椎動物の免疫システムは、免疫細胞であるリンパ球を作るときに、ウイルスなどの「抗原」を見分ける「抗体」などのタンパク質を作る。抗体など の遺伝子では、生物が進化するときに起こるのと同じようなしくみでDNAを「変異させ」、いろいろな抗原を見分けることのできる細胞を作り出す。その中で有用な変異遺伝子を持った細胞を「選択」して増やすことによって、今までに出会ったことのないウイルスなどに対しても攻撃できるようになっている（図4－7）。

これはまさに、身体の中で起こる自然選択（進化）といえる。このしくみのおかげで、脊椎動物は驚異的な速度で進化を続けるウイルスや細菌に対しても効果的な防御を行うことができる。

免疫系をだますウイルスの偽装進化

生物の身体（細胞）の中に入り込んで寄生を成功させなければ子孫を残すことすらできないウイルスは、強力な免疫システムを持っている脊椎動物が宿主であっても、免疫システムの攻撃を回避するためにさまざまなしくみを進化させている。そのなかでも、もっとも驚くべきしくみのひとつがサイトメガロ・ウイルスというヘルペス・ウイルスの一種で発見された。

サイトメガロ・ウイルスは普通の健康なヒトならば感染しても、宿主の免疫システムが正常に働いている場合には、増殖は最低限に抑えられていてほとんど問題を起こさないものの、HIVの感染（エイズ）や臓器移植の際の免疫抑制剤の使用によって宿主の免疫能力が低下した場合に、急激に増殖を開始し発病する（日和見感染）。

一般のウイルス感染では、免疫システムで働くリンパ球のうちT細胞と呼ばれる細胞が、感染

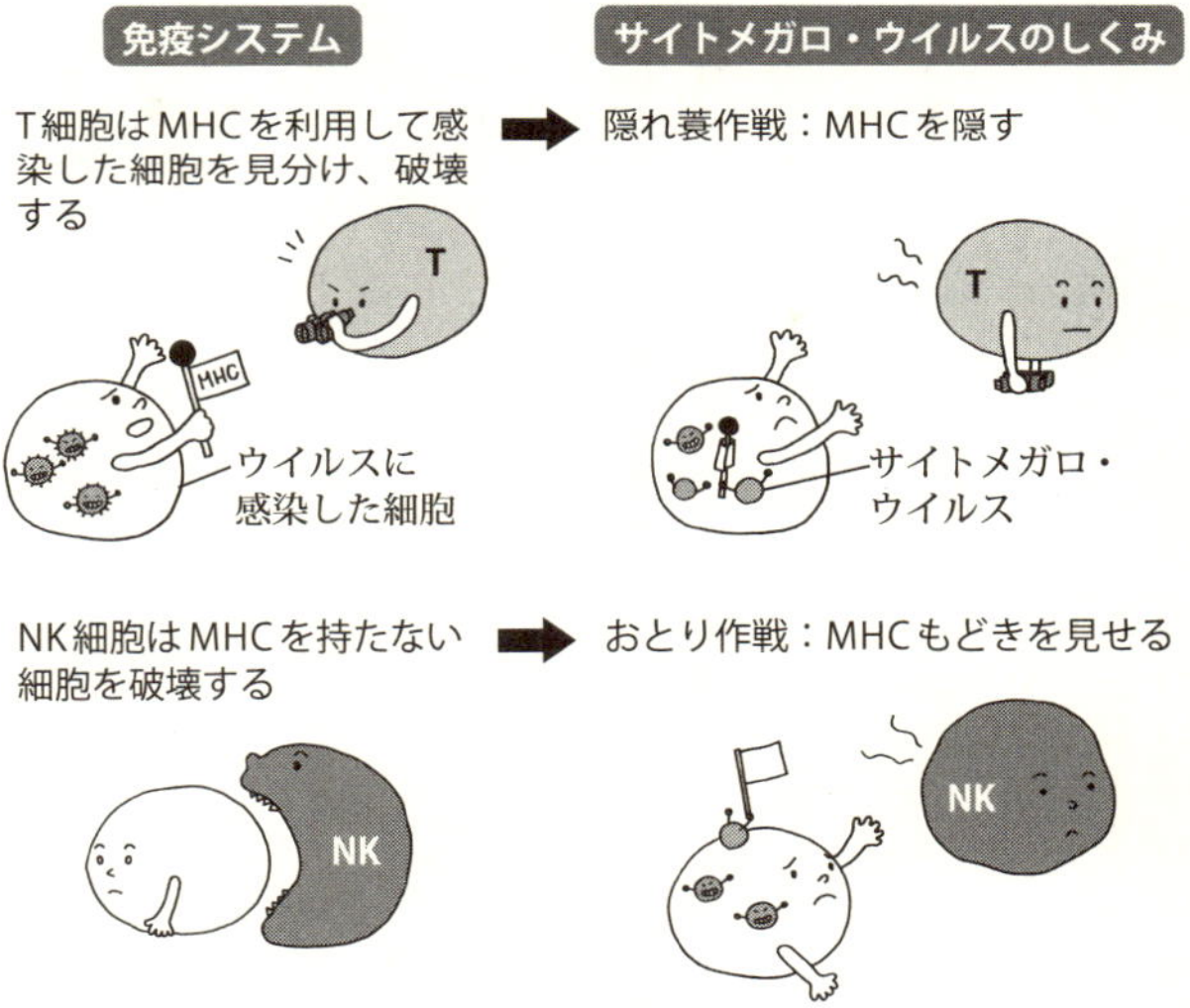

図４－８　隠れ蓑作戦とおとり作戦

した細胞ごと破壊してしまう。そして、破壊された細胞から出てきたウイルスやその破片は、Ｂ細胞と呼ばれるリンパ球の作る抗体タンパク質で処理される。宿主細胞がウイルスに感染しているかどうかを見分けるときに、Ｔ細胞は宿主細胞が持つＭＨＣと呼ばれるタンパク質を利用するが、サイトメガロ・ウイルスはそのＭＨＣを隠してしまうので、Ｔ細胞は見逃してしまうと考えられている（隠れ蓑作戦・図４－８）。

ＭＨＣというタンパク質は、身体の中にあるすべての細胞が持っていて、同じ受精卵から発生してきた細胞を示す目印になるタンパク質である。また、身体の中には、ＭＨＣを持っていない細胞を見つけると破壊するＮＫ（ナチュラル・キラー）細胞がいて、サイトメガロ・ウイルスがＭＨＣを隠すと、その細胞はＮＫに破壊されることになる。ところが、このサイトメガロ・ウイルスはＭＨＣによく似たタンパク質を作る遺伝子を持っていて、ＮＫ細胞にはその「ＭＨＣもどきタンパク質」を見せて、破壊を免れていることがわかった（おとり作戦）。また、ＭＨＣによく似たタンパク質を作る遺伝子は、ウイルスが進化の過程で突然変異と自然選択によって獲得したものではなく、どうやら何億年も前にヒトの先祖とネズミの先祖がまだ分かれていなかったころに、サイトメガロ・ウイルスの先祖が宿主から盗み出したＭＨＣ遺伝子がもとになっているというから、おもしろい。

ウイルスの偽装を見破る免疫系の進化

サイトメガロ・ウイルスは、免疫システムが正常に働いているヒトではほとんど活動を停止しているということは前述した。つまり、ウイルスはしたたかな作戦で免疫システムの監視をかいくぐっているように見えるけれども、その活動は間違いなくなんらかの方法で抑えられていることがわかる。まだ研究は進行中であるし複雑なので詳細は省くが、どうやらヒトの免疫システムはサイトメガロ・ウイルスの「ＭＨＣもどき」と自分の身体の細胞が作る「本物のＭＨＣ」を見分ける方法を進化させたらしいと考えられている。

たとえば、宿主の細胞は本物のＭＨＣを作るとき、同時にもう一種類の「目印タンパク質」を作り、ある細胞がＭＨＣと目印タンパク質を同時に持っていればＯＫで、ＭＨＣは持っているものの目印タンパク質を持っていない場合には、そのＭＨＣがおとりであると判断して細胞を破壊するというようなしくみである。

いずれにせよ、ウイルスは宿主の免疫システムの攻撃を回避すべく進化を続け、ヒトの免疫システムもその遺伝子組み換え能力に頼るだけではなく、ウイルスの作戦に対抗するしくみを進化させて、今日に至っている（図４－９）。このような寄生生物と宿主の進化競争のことを、『鏡の国のアリス』に出てくる、走り続けなければ同じ場所にとどまることすらできない「赤の女王」の国のお話になぞらえて、「赤の女王仮説」と呼ぶこともある。

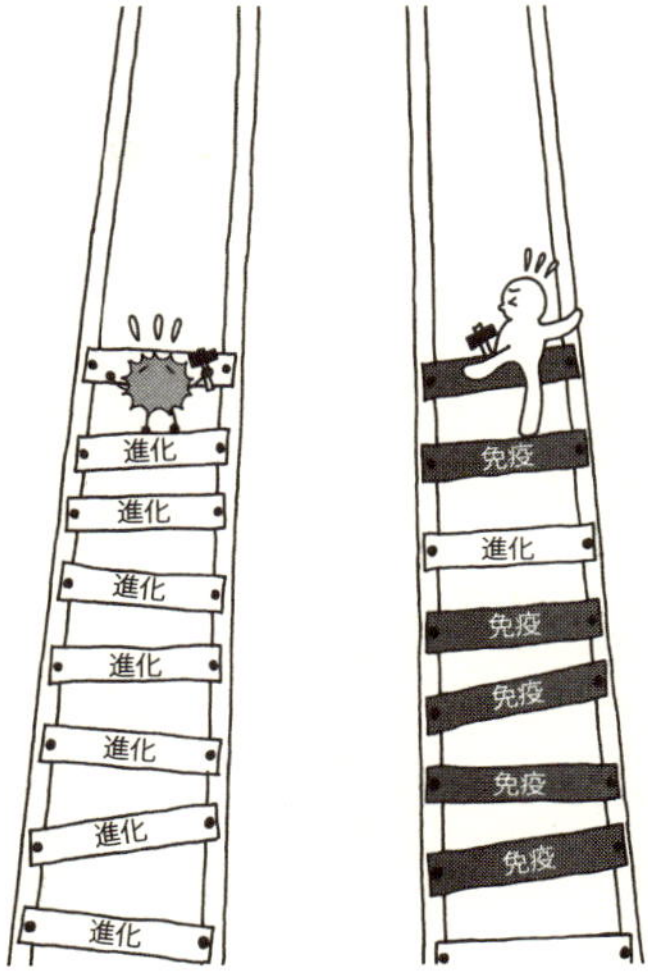

図４－９　ヒトとウイルスの進化競争

医薬品の進歩が耐性菌を生む

一九二八年にフレミングが、黄色ブドウ球菌を殺す作用を持つ物質であるペニシリンをアオカビから作る方法を発見した。それが大量生産できるようになった一九四〇年代から、強力な抗生物質が続々と作られるようになり、ヒトの平均寿命が劇的に延びた。抗生物質があれば細菌感染は恐れるに足りないと思われていた時代もあり、とくに日本においては広く使われるようになり、近年に至るまでウイルス感染治療には効果がないにもかかわらず、風邪の患者に対して処方されることも多かった。

じつは開発当初から、ペニシリンを破壊して効き目を失わせる能力を持った「耐性菌」が出現することが報告されていた。しかし、そのペニシリン耐性株に対しても効き目を示す新しい抗生物質であるメチシリンが開発されたため楽観視されていたのである。ところが、そのメチシリンに耐性の黄色ブドウ球菌（ＭＲＳＡ）が出現するに至って、抗生物質の開発競争では細菌にかなわないということが実感されるようになった。

日本でも、院内感染における主要な細菌としてＭＲＳＡが問題になっており、抗生物質を使う病院などでは検出される黄色ブドウ球菌のうち過半数がＭＲＳＡになっているという報告もあり、事態は楽観を許さない。

では、ウイルスはどうだろうか。ウイルスに対しても、抗ウイルス剤の開発が盛んである。しかし、抗ウイルス剤の使用にあたっては、抗生物質に耐性を持った細菌が進化してきた、苦い歴史を思い出すべきだろう。細菌の代表といわれる大腸菌はおよそ二〇分に一回分裂し、一日に一回くらいしか分裂できない我々の細胞に比べると一〇〇倍くらいの速度で進化すると考えられて

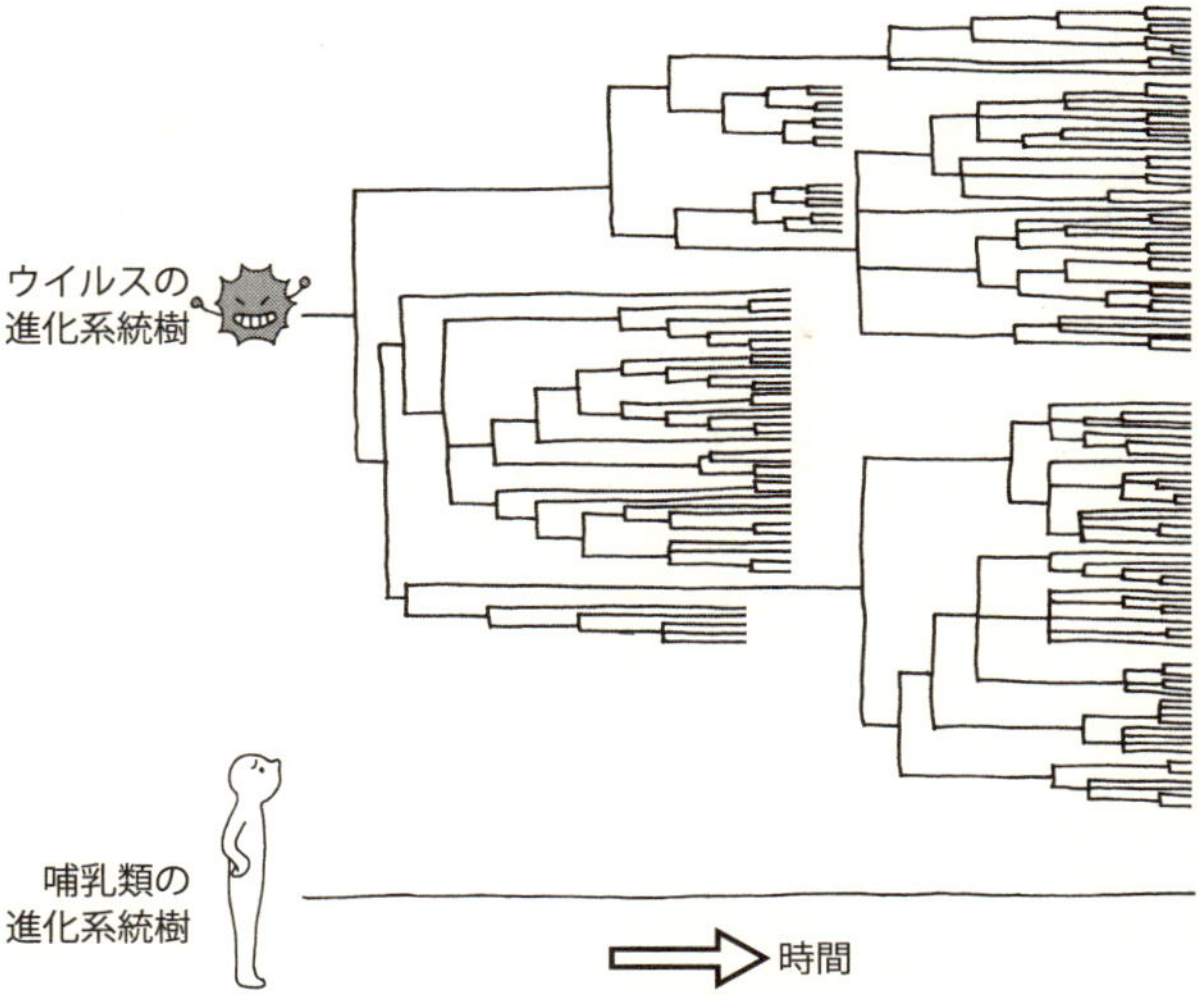

図４－10　ウイルスの超速進化

ウイルスの遺伝子には、ヒトに比べると数百万倍の速度で変異が起こる。

おり、それが耐性菌出現の理由だと考えられている。

ウイルスは細胞分裂して倍々に増えるヒトや細菌と異なり、寄生した細胞の中で一度にたくさん増えるが、その遺伝子がひとつずつ複製を繰り返して増えるという原則は変わらない。ウイルスが増殖するときに、遺伝子にどのくらいの変異が起こっているかを計算すると、ウイルスはヒトのおよそ数百万倍に相当する進化速度を持っていることになる（図４－10）。

抗ウイルス剤としてタミフルが使われ始めてからまだ一〇年くらいしか経っていないにもかかわらず、すでにタミフルに耐性を持ったウイルスが出現していて、抗生物質と同じように、遅かれ早かれ抗ウイルス剤も使えなくなる恐れがある。薬品の開発速度を細菌やウイルスと競っても、所詮ヒトに勝ち目はなさそうだ。

だからといって、手をこまねいているべきではない。抗生物質や抗ウイルス剤に代わる方法としては、「生態学的防御」が有効だ。細菌やウイルスの生活史を理解することによって、その感染ルートを断ち、増殖の機会を減らすことは、かなり有効な対策となるだろう。生態学的防御については、第8章で取りあげる。

免疫システムを助けるワクチン

ウイルスや細菌ととても勝ち目のない進化競争をしているように見えて、ヒトの身体の中にあるリンパ球という生体防御細胞では、病原体進化に匹敵する、あるいはそれを上回る勢いで遺伝子の組み換えが行われていることがわかった。このしくみがあるからこそ、今まで出会ったことのないウイルスや細菌に対しても免疫反応を起こすことが可能となっている。この免疫システムが効率的に稼働しさえすれば、多くの感染症に対しては必要以上に恐怖を感じる必要はない。

ただし、初めて出会うウイルスや細菌に対して、ある程度の戦闘態勢が整うまでに数日間を要するというのが、免疫システムの弱点である。その弱点を、免疫システムにあらかじめ戦闘準備を完了させておくことによってカバーするのが「ワクチン」である（図4－11）。

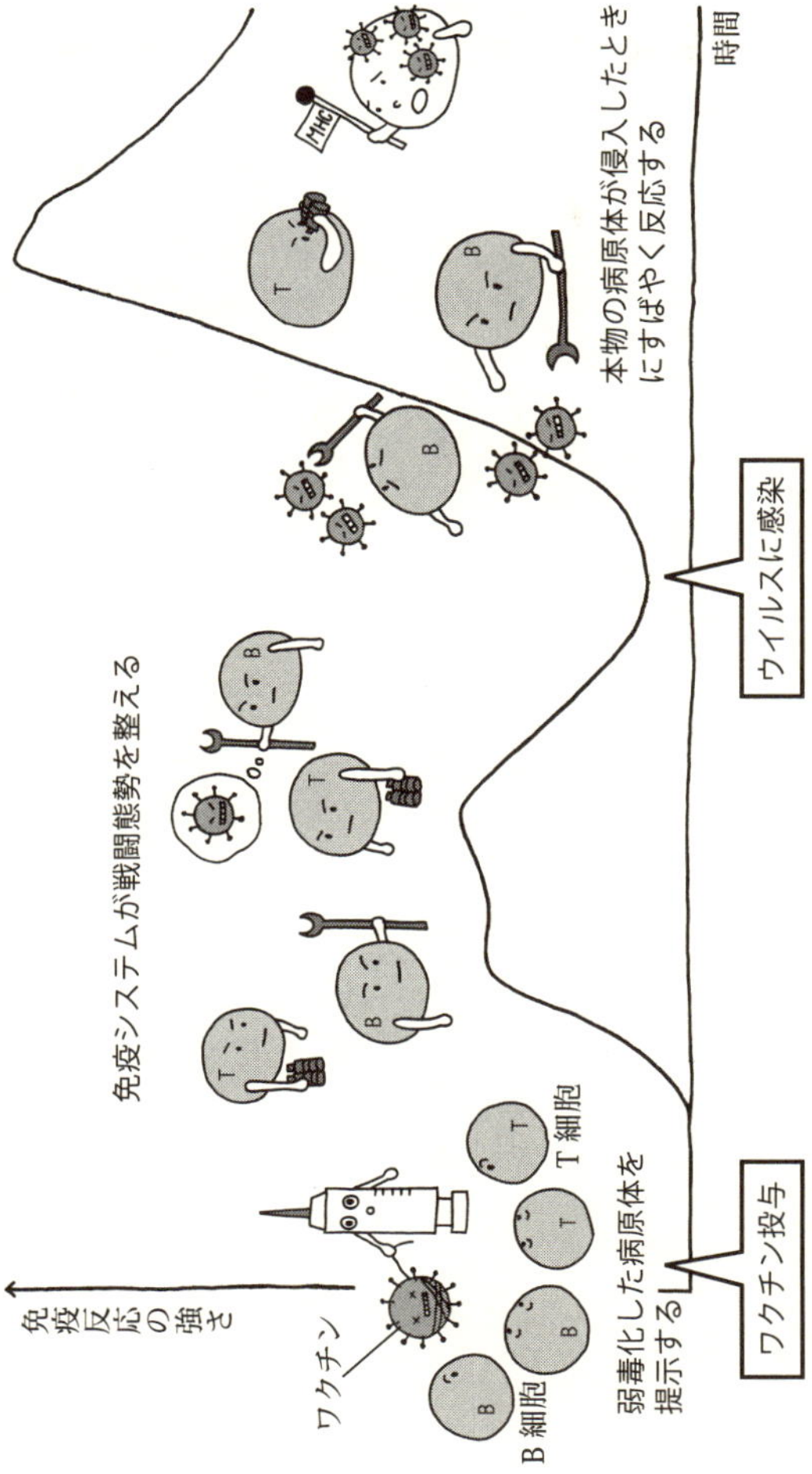

図4－11　ワクチンのしくみ

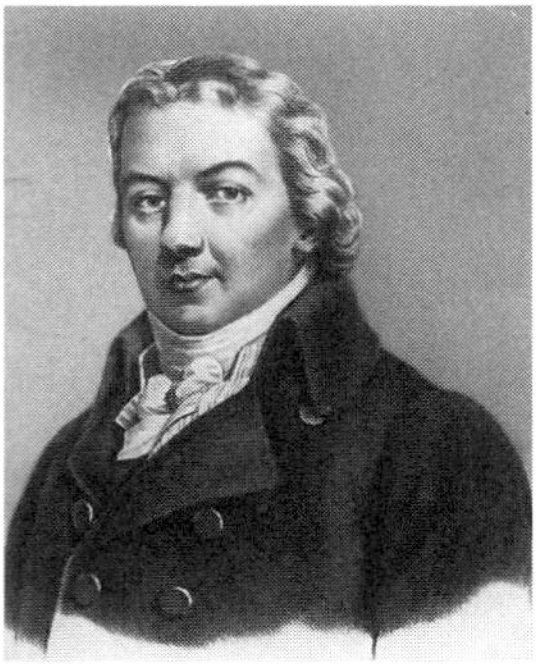

図4－12　エドワード・ジェンナー

このことを発見したのはイギリスの医学者、エドワード・ジェンナーであった（図4－12）。ワクチンは、毒性を弱めたり殺したりした病原体あるいはその一部からなる医薬品であり、注射や経口的に投与することで、動物をあらかじめ病原体に対して免疫状態にすることができる。ワクチンは、ダーウィン医学の提案によく合致した医薬品といえるだろう。

ワクチンがない場合には、感染の初期にはとくに気をつけなければならない。まずは、ウイルスや細菌が身体の中に入ることを極力阻止すべきである。最初に入ってくる数が少なければ、それだけ効果的に生体防御が働くし、場合によっては症状が出る前に対処が完了し、ワクチン摂取を受けたのと同じ効果が期待できる。

皮膚に傷があったりしなければ、ウイルスや細菌の侵入経路は口、鼻、目などである。口に入るものの多くは、手を経由して運び込まれる。そう考えると、手を洗うこと、マスクをすること、うがいをすること、目を洗うこと、などが非常に効果的な予防になることがすぐにわかる。また、皮膚や粘膜上皮のコンディションを整えておくことも大切だ。

ウイルスや細菌の侵入が原因で、身体が病気としての変調を感じ始めるのは、おそらくインターロイキンなどの警戒物質のせいだと思われる。そのとき、マクロファージなどがすでに戦闘状態に入っている。

多くの場合、ヒトはこの段階で「早めに」薬を使って変調（不快感）を取り除こうとする。しかし、このとき身体の中で起こっていることを考えると、薬が生体防御細胞のたたかいをじゃまする可能性があることに気がつく。我々がここですべきなのは、薬を飲むことではなく、安静と保温、栄養補給なのだろう。もちろん、しばらく様子を見て、症状が悪化するようならば迷わず信頼できる医師に相談しよう。

コラム　ワクチン雑学ノート

ヒトの身体にウイルスをまったく侵入させないというのは不可能だが、逆にほとんどのヒトが感染するウイルスにたまたま感染しなかったりすると、他のヒトが免疫を持っているウイルスに対して免疫がないということになる。

代表的な感染症である麻疹《はしか》がよい例だろう。ワクチンのなかった昔は麻疹にかかった友達がいたら、そこに子供を遊びにやって「麻疹をもらってくる」ということが本当に行われていた。子供のうちに麻疹に感染して免疫をつけるという、「自然ワクチン療法」だったともいえる。その頃「ハシカは一度かかると二度とかからない」といわれ、免疫の代表だった。

最近、若者や大人に麻疹がはやるのは、子供の頃にワクチン接種を受けていないか、ワクチンによっても充分に免疫記憶がつかないヒトが多いからだといわれている。また、麻疹の免疫は一生続くといわれていたのは、じつは麻疹だと気付かない感染を繰り返していた結果だったのかもしれない。

ワクチンは現存するウイルスに対するものなので、ヒトの進化に影響を与えることは考えにくいが、排除されるウイルスの進化を促すことは間違いない。また、よく問題になるワクチンによる副反応のうち、ワクチンに使われたウイルスが変異してヒトに害を与えることが疑われているものがあり、ダーウィン医学的に見てきわめて興味深い例といえる。

ウイルスとの共生は実現するのか

興味深いことに、二〇〇六年にヒトのエイズ・ウイルスであるＨＩＶ（Human Immunodeficiency Virus：ヒト免疫不全ウイルス）の起源（先祖）となるＳＩＶ（Simian Immunodeficiency Virus：サル免疫不全ウイルス）がカメルーンの野生チンパンジーから発見された。野生のチンパンジーの中には群れの三分の一がＳＩＶに感染していると見られる集団も存在していたにもかかわらず、それらの中にエイズのような症状を示しているものは見出されなかったという。

もしもＳＩＶもＨＩＶのように感染した宿主の免疫系を破壊し、免疫不全を起こしてすべての個体を死に至らしめるようなことがあったとしたら、病気のチンパンジーとともに死に絶えてしまう。過去にそうしたことがあった可能性はあるが、ＳＩＶが宿主を死に至らしめない方向に進化した結果が今の状況（ＳＩＶとチンパンジーの共生）だと考えられている。

タミフル耐性ウイルスの出現のところで述べたように、ウイルスの進化速度は非常に速いので、意外と短い時間の間に、このような安定した「共生」段階へと進んだ可能性もある。これは、たとえ生体防御が働かない場合でも、進化によって病気が克服されることを示す好例であろう。

ヒトの場合には、同じように進化によってヒトとＨＩＶが共生するように進化するのを座して待つことはできないが、新たな宿主へ次々と感染していくことができない場合、ウイルスの毒性（宿主を殺す可能性）は弱くなるほうへ進化するという説もあるので、ＨＩＶの大規模な伝搬を阻止しておけば、ＨＩＶの毒性が弱くなるほうへの進化が期待できる。薬物などを使った治療法の確立も大切だが、こうしたダーウィン医学的対策もおろそかにされるべきではないだろう。

第5章

生活の変化が引き起こした「文明病」

これまで、ウイルスや細菌の進化速度の速さに比べてヒトの進化速度があまりにも遅いということを強調してきた。「遅い」ということは、時間さえ充分にかければ、たとえヒトといえども環境の変化には進化によって対応できるということになる。

ところが、人類の文明は生物進化で対応できる速さを越えてヒトの生活環境を激変させたため、それがヒトにさまざまな不都合を与えることとなった。

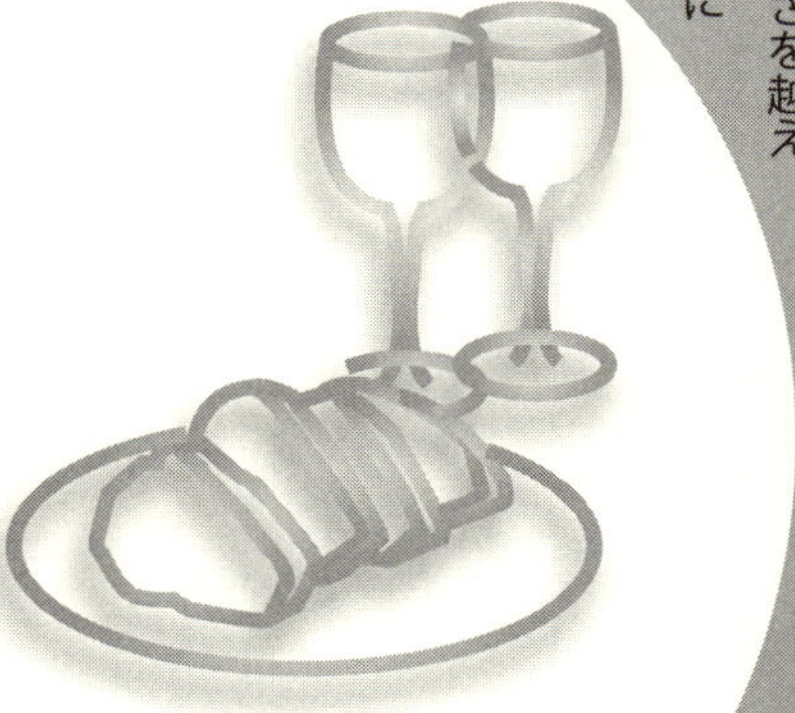

ヒトの身体は飢餓に適応している

文明を持つ以前にはヒトもほかの動物と同じように、個体数は環境にある食物（餌）の量によって制限され、人口もそれほど増えることはなかった。全地球における推定人口は三〇万年前の時点で約一〇〇万人、一万年前でも五〇〇万人か多く見積もっても一〇〇〇万人くらいにすぎなかった。そのころから農業や牧畜が始まり、ヒトの食生活は採集や狩猟だけのときより多少は安定したかもしれない。

しかし、作物が食糧になる時期は限られているし、ましてや定常的に食べられるほど多くの家畜を育てる技術もなかった。ヒトは自分たち（家族や小さな集団）が食べる以上のものを手に入れることはほとんどなかったと思われる。

その結果、一部の特権階級を除くとつい二〇〇〜三〇〇年くらい前までのヒトは、ほかの動物と同じように慢性的な飢餓状態にあった。そのような状況の中ではもちろん現代人のように、朝・昼・晩と規則的に食事をするなどということには考えられない。目の前に食べ物がある限りは満腹になるまで食べ続け、食べ物がなくなると何日もの間断食することが普通の生活だっただろう。そのような環境下で進化したヒトの身体は、不規則で慢性的な食糧不足のもとでの食生活に耐えるための性質を持っていた。

生活習慣病の登場

食糧がときどきしか得られないという状況、すなわち慢性的な飢餓状態に耐えるためには、手に入った食物の中にある栄養分（糖、タンパク質、脂質など）を効率よく分解・吸収してエネルギーに変え、当座のエネルギーとして使わなくてもよい栄養分は身体の中に蓄えるというしくみが役に立つ。

糖はグリコーゲンや脂肪酸に変えて肝臓や筋肉・脂肪組織に蓄積し、脂質はトリアシルグリセロールという物質に変換して脂肪組織に蓄える（図５－１）。食べてすぐにエネルギーとして使われることなく蓄えられた糖や脂質は、必要に応じて分解して取り出され、いつでもまたエネルギー源として利用できるというわけだ。

つまり、こうして蓄積されたエネルギー源の糖や脂肪がある限り、しばらくの間食事ができなくても活動を続けることができたのである。そう考えると、ヒトの身体というものは現代人のように、朝・昼・晩と定期的に食事を摂ることを想定してできあがってはいないことがよくわかる。

その身体で、たとえ少しずつでも毎日使うために必要なエネルギー量を超えた食事を定期的に摂り続ければ、蓄えられたものを分解して利用する長期の飢餓状態が訪れない限り、糖や脂肪は

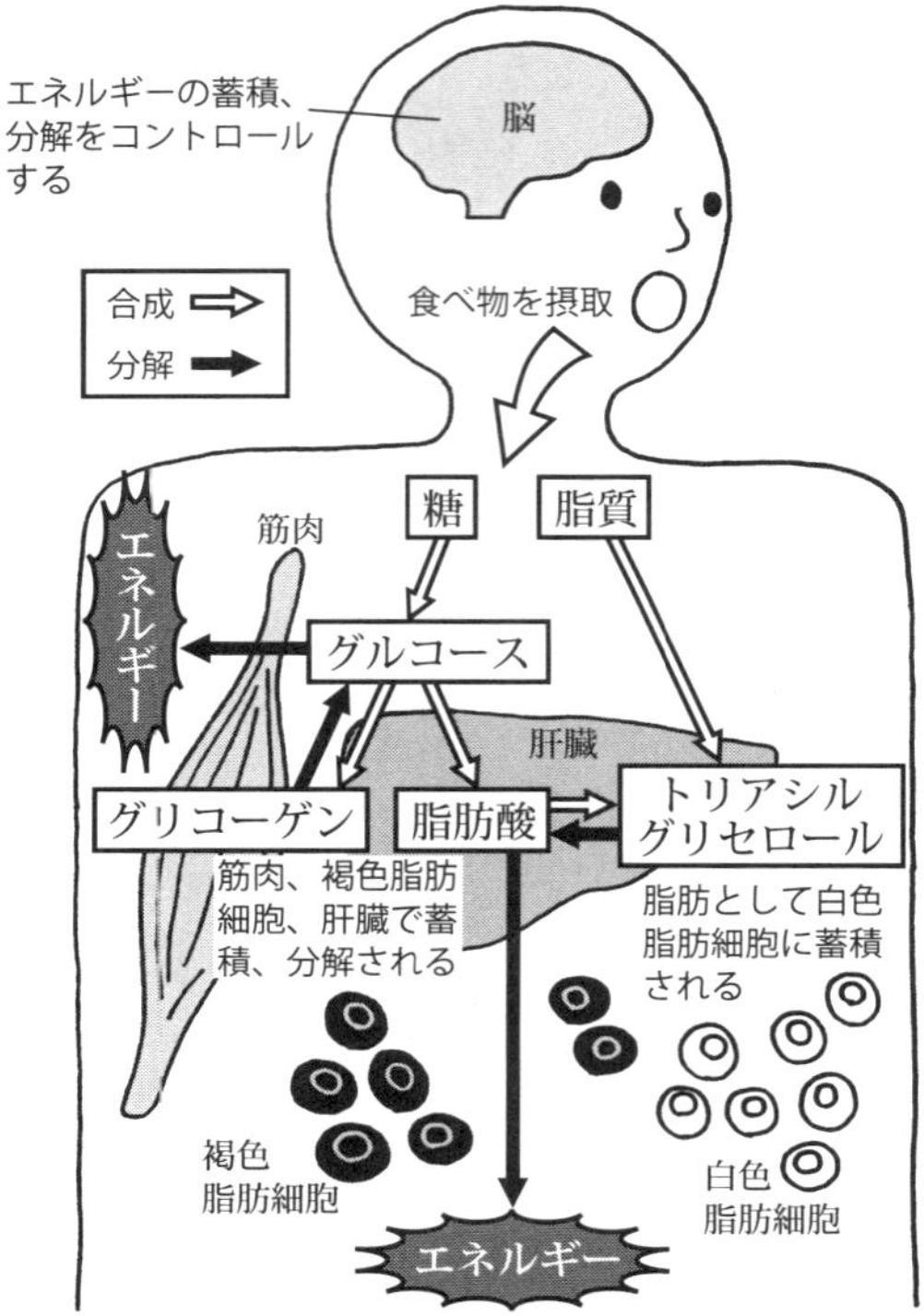

図5－1　糖と脂肪の蓄積と分解

蓄積される一方の、いわゆる飽食の状態になる。その結果起こる我々の身体の異常が、糖尿病や脂質異常症といった生活習慣病だ。

生活習慣病に見られるような身体の異常は、ヒトの社会に貧富の格差が生まれたころから存在していたが、当初は支配者階級だけがかかる贅沢病として知られていた。しかし、今や「先進国」ではほとんどの人が贅沢病にかかるような食生活を送り、運動不足と相まって、国民総生活習慣病の時代となっている。生活習慣病の存在は、ヒトの持つ性質と環境の乖離《かいり》を端的に表しており、現代生活への警鐘と真摯《しんし》に受け止めるべきだろう。

ビタミンC不足と壊血病

安定した食事ができるようになると、栄養過剰による生活習慣病に見舞われただけではなく、栄養素の欠乏も起こった。哺乳類の中からヒトを含む霊長類（サル類）が進化したときに、合成経路の最終段階に関与する酵素に突然変異が起こり、体内でビタミンCを作る能力を失った。その後の進化においても、ビタミンC合成能力は復活することなく今日に至っている。

おそらく、ビタミンCを豊富に含む植物食を行っていた霊長類の祖先では、ビタミンCを合成することができなくなってもなんの不都合もなかったのだろう。ところが、ヒトは文明の進歩によって新鮮な植物食に頼らなくてもすむようになった。長期保存に耐える穀物などを栽培するようになったことで、生まれたアフリカの草原を離れて移住したり、長期航海に出られるようになり、先進的な食生活がヒトに浸透していった。

その結果、ヒトの身体はビタミンC不足にさらされるようになり、「壊血病」という新しい病気を背負ってしまった時代があった。当初は原因がわからないので対処のしようもなく、インド航路を発見したことで有名なヴァスコ・ダ・ガマの航海（一四九七〜一四九八年）では、一八〇人の船員のうち一〇〇人近くがこの病気で死亡したと伝えられている。

ビタミンCはレモンなどに大量に含まれる酸っぱい味のアスコルビン酸という比較的単純な分子であり、今では工場で大量生産されていて、さまざまな食品や飲み物、サプリメントなどで簡単に手に入るようになっているため、その欠乏を心配することはほとんどなくなったが、新しい食生活には意外な落とし穴があるという教訓になるエピソードである。

ビタミンD合成と皮膚がん

ビタミンCとは違い、作ることができなくなったわけではないが、生活の変化で欠乏しがちになったビタミンとしてビタミンDがある。ビタミンDはキノコや魚類などの食物から摂ることもできるが、太陽の光を浴びる生活をしていれば、食物から摂る必要はないほどの量が皮膚で作られる。ビタミンDはカルシウムを吸収・利用するために必須なビタミンであり、ビタミンDが欠乏すると、子供ならば骨が発育不全になる「くる病」、老人ならば骨が弱くなる「骨粗鬆症」の原因になる。

アフリカで生まれたヒトの祖先は、世界へ分布を広げ、ヨーロッパなどの高緯度地方へ移り住むとともに、衣服を着て、住居内に住むという、太陽から遠ざかる生活を始めた。すると、ビタミンDの不足による病気が発生するようになった。

強い太陽光の当たるアフリカで生まれたヒトの祖先は、皮膚細胞に大量のメラニンを含んだ黒く見える肌を持っていて、太陽の光による細胞へのダメージを防いでいた。しかし、その子孫がヨーロッパなど高緯度地域へ移住して生活するのに伴って急速に皮膚細胞のメラニンを失って白い肌になったことが知られている。それは、メラニンにさえぎられることなく、太陽の光を少しでも多く吸収するための適応であったと考えられている（図5－2）。

このように、肌の色はメラニンの量で決まるが、厳密にいうとメラニンには黒から茶褐色を示すユーメラニンと、赤褐色から黄色を示すフェオメラニンがある。肌の色はこれら二種類の含有比率で決まるのだ。黒い肌にはユーメラニンが多く、白い肌にはフェオメラニンが多いことになる。日本人をはじめ黄色人種は二つのメラニンを同程度持った中間型になるが、比較的ユーメラニンが多い。

フェオメラニンには太陽光線の中にある紫外線を吸収する力がほとんどなく、紫外線に対する防護作用はほとんどユーメラニンの働きであることが知られている。つまり、肌の色が白くなった人々がビタミンDを作るために積極的に肌を太陽にさらすと、紫外線によって皮膚の細胞がダメージを受けることになり、今度はがんの原因となる。

メラノーマ（悪性黒色腫）と呼ばれる皮膚がんの発生率は、日本人ならば年間一〇万人に一・

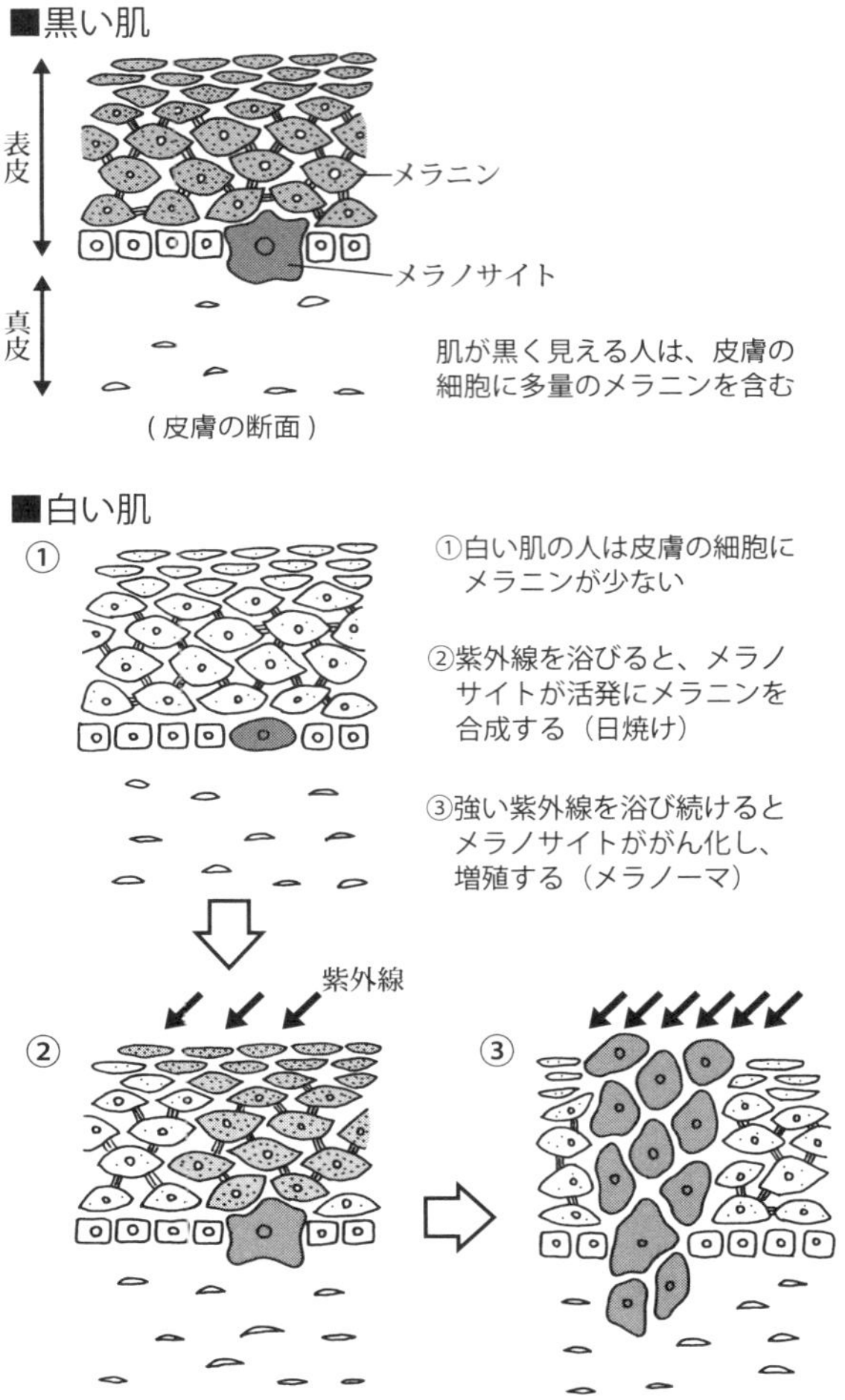
■黒い肌
表皮
真皮
メラニン
メラノサイト
（皮膚の断面）
肌が黒く見える人は、皮膚の細胞に多量のメラニンを含む
■白い肌
①
①白い肌の人は皮膚の細胞にメラニンが少ない
②紫外線を浴びると、メラノサイトが活発にメラニンを合成する（日焼け）
③強い紫外線を浴び続けるとメラノサイトががん化し、増殖する（メラノーマ）
紫外線
②
③

図5－2　黒い肌と白い肌の違い

五〜二人の割合であるのに対して、欧米の白人では一〇万人に一五〜二〇人、赤道に近く紫外線の強いオーストラリア北部のクイーンズランド州に住む白人は、一〇万人につき四〇〜五〇人である。高緯度地方で弱い光のもとでもビタミンDを作ることができるように適応した白い肌が、太陽の強い地域では病気の原因になってしまったのだ。

太陽の光を浴びることはビタミンDの合成以外に、気持ちが解放されるなど精神的にも良い効果があるので、屋外に出ることをいたずらに怖がる必要はないが、日本人であっても特に肌の白い人は注意が必要だ。強い紫外線を含む直射日光のある時期、屋外に出るときには、日傘や帽子、長袖の衣服などで直射日光を肌に当てないようにする、肌の露出した部分には日焼け止めクリームを塗るなどの紫外線対策をすることで、発がん防止効果があることがわかっている。

メラノーマも、ヒトが開発した新しいテクノロジーによって得た「長距離を移動する」、「衣服を着る」、「住居を持つ」という進歩した生活がもたらした「文明病」と呼べるのかもしれない。

食生活が原因のがん

紫外線が原因となるメラノーマのような皮膚がんや、タバコが大きな原因となることがはっきりしている肺がん以外のかなり多くのがんに、生活習慣が関係しているといわれている。口から肛門につながる消化管に発生するがんが飲食物に関係していることは想像に難くない。日本では一九八一年から脳卒中に代わって死亡率の第一位になっているがんだが、その発生部位の割合は年ごとに変化している。最近は胃がんや子宮がんが減ってきて、肺がんや大腸がん、乳がんが増加して欧米における出現頻度と似た傾向を示すようになっている。

近年、日本人に多かった胃がんが少なくなっている原因は、食事の欧米化だといわれている。伝統的な日本の食事である塩辛い味つけの漬物、魚の干物、焼き魚、みそ汁などを大量に食べ続けると胃がんの危険度が上がるというのだ。

塩そのものに発がん性があるわけではなく、科学的因果関係は不明のままだが、日本人の発がんの因果関係の評価を実施している厚生労働省の「生活習慣改善によるがん予防法の開発と評価」研究班では、二〇〇八年の報告で塩分・塩蔵食品の摂取が胃がんリスクを上げるのは〝ほぼ確実〟と判定している。実際、東北地方では減塩運動の結果、胃がんが減った。

日本でも塩は古来、海水から作られてはいたものの、交通の便の悪かったころまでは貴重品であり、もともとヒトはそれほど摂取していたものではなかった。それを大量に利用するようになったことが胃がんの原因となっていることは間違いないが、ヨーロッパ人では胃がんが少ないことを考えると、複合要因が潜んでいることも考えられる。

一方、脂肪や肉類を中心とした欧米型の食事は、胃がんを減らす一方で、大腸がんを増やす原因となっている。また、消化管ではないがもともと日本人には少なかった前立腺がんも増えてきており、欧米型の食事、とくに動物性脂肪を多く含む食事に関係していると考えられている。

ここまで見てきたように、伝統的な日本の食事とされている塩分の多い食事をすると胃がんが多くなり、カロリーの高い脂肪や肉類を多く含んだ欧米型の食事をするようになると大腸がんや前立腺がんが多くなるということは間違いなさそうだ。塩辛い食事にせよ脂肪たっぷりの食事にせよ、ヒトの歴史を考えるとつい最近になって始まった「文明的」なものである。つまり、それまでのヒトの身体に塩や脂肪を効率的に「無毒化」するしくみがなかったことに起因するのが、これらのがんなのである。

では、どうすればこれらのがんから身を守ることができるのか。医療が発展する前にどのようながんが多かったのかというデータがないので確実なことはいえないが、現代的食生活が原因となっていると考えると、原始時代に我々の先祖が食べていたであろうものがヒントを与えてくれる。塩や動物性脂肪を減らし、食物繊維の多い雑穀などを多く摂る食事が、胃がんや大腸がんを予防してくれるといえるだろう。

ヒトが糖や脂肪を好む理由

慢性的飢餓の中を生き延びてきた我々の祖先は、より多くのエネルギー源となり、分解しやすく、吸収しやすい食物を選ぶ能力も獲得していたと考えられる。逆にいうと、そうした食物を好む性質を持ったヒトほど、長い間食物を得ることができない環境の中でも、生き延びる確率が高かったはずである。その子孫である我々の多くが、たくさんのエネルギーを持ち、分解しやすく、吸収しやすい糖を含んだ甘いものや、脂肪たっぷりの食物を好むのは当然といえる。つまりそれは何十万年も前から続く、飢餓の時代を生き抜くために有用だった性質なのである。ヒトの遺伝子には、甘いものや脂肪たっぷりの食物を嗜好する性質が刻み込まれているともいえる。

そうした嗜好性があるから生活習慣病は避けられないと思うかもしれないが、たとえ摂取しても蓄積しなければ問題は起こらない。そのために、摂りすぎないこと、摂取した分は消費することなどを考えよう。ヒトは糖や脂肪を好むという動物的な嗜好性を克服することの必要性を理解できる脳を持っているのだ。

また、文明と嗜好性がぶつかることもある。生活習慣病の予防によいと知識としては理解していたとしても、近ごろ流行の糖や脂肪を徹底的に排除した健康食品・ダイエット食品やサプリメントなどを摂り続けることは簡単ではない。何十万年もの飢餓の時代を経て、受け継がれてきた我々の身体には、どう考えてもエネルギー源として効率の悪いそうしたものを積極的に摂り込もうという性質は備わっていないのだろう。

アルコール依存

糖や脂肪のようにエネルギー源になるわけでもないのに、ヒトがついついはまってしまう嗜好品というものがある。代表的なものが、アルコールとタバコである。アルコールは高エネルギー源ではあるが、そのエネルギーを糖や脂質に変えて蓄積することがほとんどできない。つまり、飢餓に向いた栄養源とはいえないのだが、依存症になりアルコールを手放すことができなくなるヒトが世界中にたくさんいるのはなぜだろうか。

多くの動物がアルコールに嗜好性を持つことが知られている。アルコールは糖が発酵して造られるもので、揮発性であり匂いがすみやかに拡散するため、アルコールの匂いは糖の存在を示すことになる。動物にとって糖は生きるために必須なものなので、糖があるところを発見するための能力としてアルコールに対する嗜好性が進化したと考えられる。果汁を餌とするショウジョウバエなど多くの昆虫だけではなく、スズメバチなど通常は肉食中心の動物でも糖分を求めてアルコールに誘引されることがわかっている。

おそらくヒトの祖先も果物などを発見するためにアルコールの匂いを利用していたと考えられ、それに対する嗜好性はもともとあったと思われる。加えて、アルコールには直接脳に作用して神経細胞の働きを抑え、大脳新皮質の活動を低下させる作用があり、解放感やストレスの解消

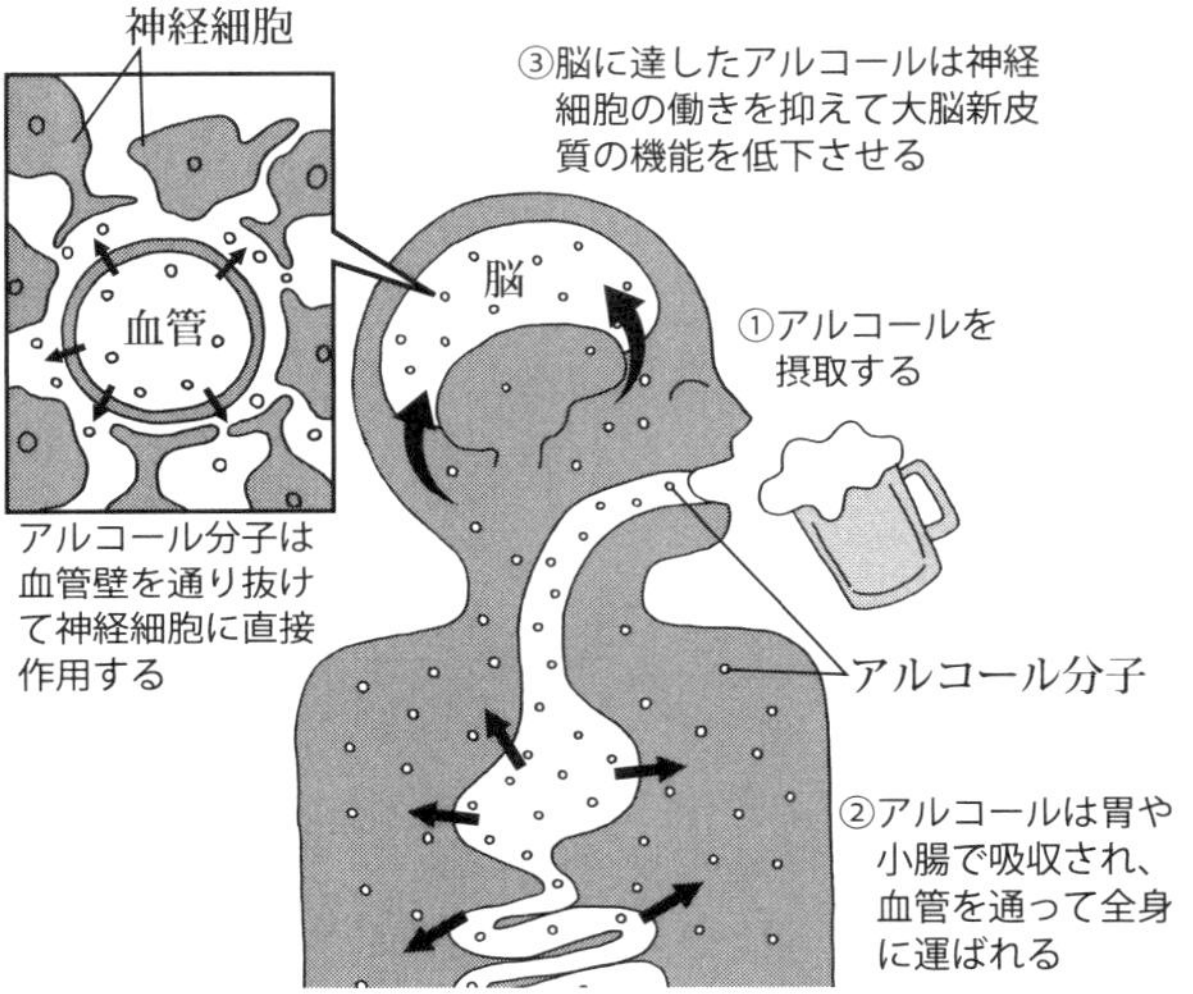
神経細胞
③脳に達したアルコールは神経細胞の働きを抑えて大脳新皮質の機能を低下させる
脳
血管
①アルコールを摂取する
アルコール分子は血管壁を通り抜けて神経細胞に直接作用する
アルコール分子
②アルコールは胃や小腸で吸収され、血管を通って全身に運ばれる

図5－3　アルコールの脳への作用

感が得られる（図5－3）。そのような薬理作用が、依存を生み出す一因となったのであろう。もちろん過度の依存症は例外的な精神疾患と考えられるが、多くのヒトがアルコールを好むのはけっして病気ではなく、ヒトという動物の性質のひとつなのである。

アルコール依存症は、お酒を造るという文化がなければ、けっして生まれなかった病気であると同時に、アルコールによらなければ解消されないようなストレスを抱える人を大量に生み出す複雑な現代社会が原因となった「複合的文明病」といえるかもしれない。

タバコ依存

タバコもアルコールと同じように、あるいはそれ以上に習慣性の強い嗜好品である。最近では、タバコが肺がんをはじめとする呼吸器疾患のみならず、動脈硬化や脳梗塞などの循環器疾患などさまざまな病気の主要因および悪化要因となることが医学的に証明されているにもかかわらず、やめられないヒトも多い。これに関して、最近欧米を中心に行われた大規模な事例研究から、非常に興味深い結果が発表された。

それによると、肺がんになる確率を上げるCHRNAという名前の遺伝子が発見されるとともに、その同じ遺伝子の変異が喫煙（ニコチン）依存症にも関係しているという。相同染色体（父親と母親から受け継いだ二本の染色体）の上にある遺伝子のうち、どちらかにでも変異があると、変異がない人よりも肺がんにかかる確率が三〇パーセント上がり、両方の遺伝子に変異があると七〇パーセントも高くなってしまう。

肺の細胞が、CHRNA遺伝子が作るCHRNAという名前のタンパク質を持っていると、肺の細胞がタバコのニコチンを受け取ったときに活発に増殖して、がんになりやすいということがわかっている。

さらに、タバコをまったく吸わないヒト、一日に一本から一〇本吸うヒト、一日に一〇本以上吸うヒトを調べてみると、タバコをまったく吸わないか、一〇本以上吸うヒトにこの変異を持つ例が多いことがわかった。この結果は、この遺伝子変異を持っているヒトが喫煙を始めると、ヘビースモーカー（ニコチン依存症）になりやすいことを示すと解釈されている。つまり、この遺伝子に変異があった場合、肺がん発症のリスクが上がるだけでなく、タバコをやめにくくなるのだ。

CHRNAタンパク質はニコチンで活性化される性質も持っていて、神経細胞と肺の細胞にあることがわかった。変異した遺伝子をもとに作られたタンパク質が脳の神経細胞にあると、タバコを吸ってニコチンが摂取されただけで脳が気持ちよさを感じるので、この変異を持っているとなかなかタバコがやめられなくなるという。まさに、踏んだり蹴ったりである。

タバコの中にあるニコチンも、タバコという植物が害虫などに食べられることを阻止するため作っている有毒な物質で、文明を持ったヒト以外はタバコの葉を燃やして煙を吸うなどということはけっして行わない。ヒトの祖先はタバコが覚醒剤のように脳に対する薬理作用を持つことを経験的に知ったのだろうが、なぜタバコ依存症になるのかについての原因が遺伝子——タンパク質レベルで明らかになってみると、依存症という精神的な病だと考えられる病気にも、はっきりとした生物学的原因があることがわかる。

こうした遺伝子の存在が明らかになったことにより、遺伝子診断をすれば簡単にハイリスク遺伝子の確認ができる。もしもハイリスク遺伝子を持っている場合には、すなおにタバコを止めるのが正しい選択だろう。今後、研究が進むと、ＣＨＲＮＡ遺伝子には、何かヒトに有利な性質をもたらす別の働きがあるということが発見されるかもしれない。現時点においては非現実的な想像だが、原因遺伝子がわかったからと、タバコをやめるのではなく遺伝子を改変する治療を選択することには、リスクが伴うのだ。

原因遺伝子が発見されたとき、すぐに治療に結びつけるのではなく、それが生じた意味を見出すのも、ダーウィン医学の役割のひとつといえるだろう。

うつ病

ヒトは大きくて複雑な機能を持った脳を進化させて今日に至っている。その脳のおかげで、今日の世界があることは間違いない。一方、その高度な働きを獲得した脳が、さまざまな精神疾患を引き起こしている。

ヒトは集団で生活し複雑な社会を作り出した。考えてみると、進化の結果作られた初期のヒトの社会は文明が始まった一万年くらい前にあったものだろう。その後の社会は、動物としての進化とは関係なく急速に発展して今日に至っているとするならば、一万年前の社会には適応していたヒトの脳が、複雑に発展しグローバル化した社会に対してうまく適応できなくてもまったく不

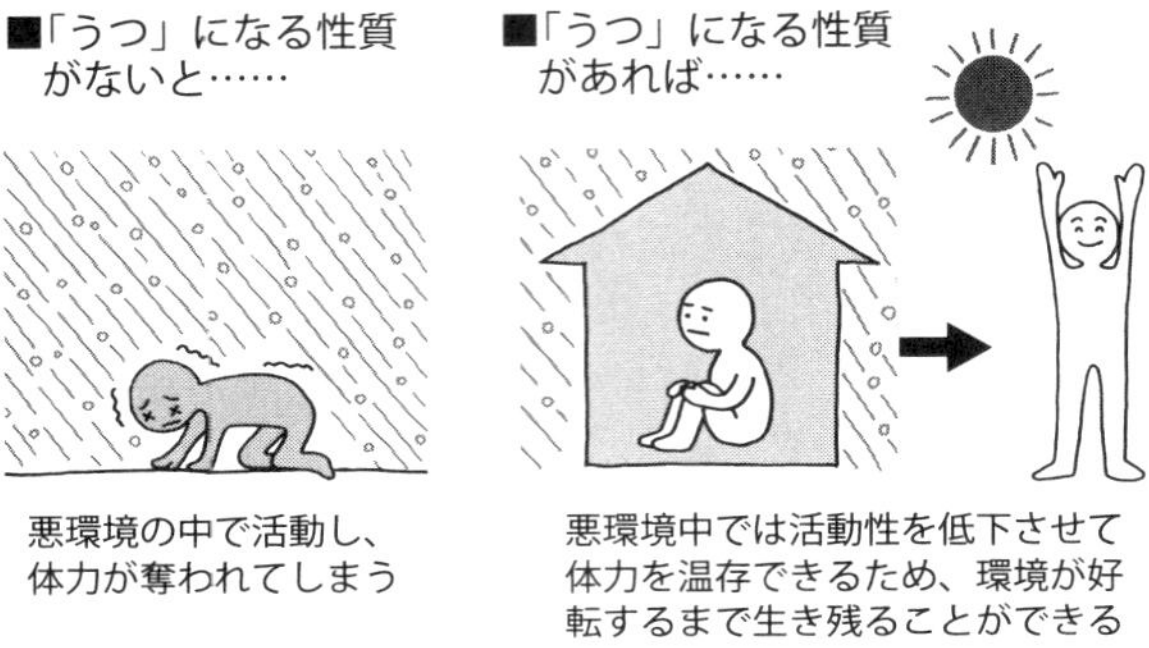

図5－4 「うつ」状態の有用性

思議はない。

もっとも多く見られる精神疾患のひとつであるうつ病は、ストレスにさらされたヒトのうち、程度の差こそあれかなりの割合のヒトが発症するといわれる。うつ病にまで至らない「抑うつ状態」であれば、ほとんどのヒトが経験しているだろう。うつ状態になるという性質がそのくらい普遍的に見られるのであれば、過去何万年かを生きてきた我々の先祖にとって、生きるために必要だったと推測される。

まず考えられるのは、ストレスの多い環境に遭遇した場合の対策という可能性である。うつ状態になって活動性を低下させて「引きこもる」ことが、無駄な活動を避けて生き延びる知恵として有効に働くという考え方だ（図5－4）。

また、季節性うつ病（冬季うつ病）というものがある。高緯度地方で冬季に日長が短くなると発症するうつ病で、赤道付近で生まれたヒトの祖先が高緯度地方へ分布を拡大したものの、まだ生物学的適応ができていないことと関係がありそうに思える現象である。冬季という外に出てもあまり意味がないときに、ヒトの活動性を低下させて冬をやり過ごさせるための性質だったものが、病的に拡大されたという可能性が考えられている。

病気とはみなされていないが、うつと似たような否定的精神活動に恐怖感や不安感がある。こちらには、明らかに生物学的意義があることが証明されている。「臆病な」性質を持ったグッピーと大型のサカナなどを見ても逃げない「勇敢な」性質を持ったグッピーを、捕食者であるバスといっしょに飼育しておくと、勇敢なグッピーはあっというまに食べられて全滅してしまったのに、臆病なグッピーの中には生き延びることができたものがいたという実験結果がある。つまり、こうした臆病や不安になりやすいという性質は生き残るために有利な性質なのだ。

うつ病以外にも、精神疾患にはさまざまなものがあるが、今やありふれた疾患といってもよいだろう。これだけ広く見られるということは、たとえそれが疾患といわれる症状を持っていたとしても、ヒトが普遍的に持っている性質から発したものに違いないと考えるのが、ダーウィン医学の特徴である。残念ながら、現時点ではそれほど成功しているとはいいがたいが、こうした精神疾患をヒトの進化と結びつけて説明しようという努力は続いている。

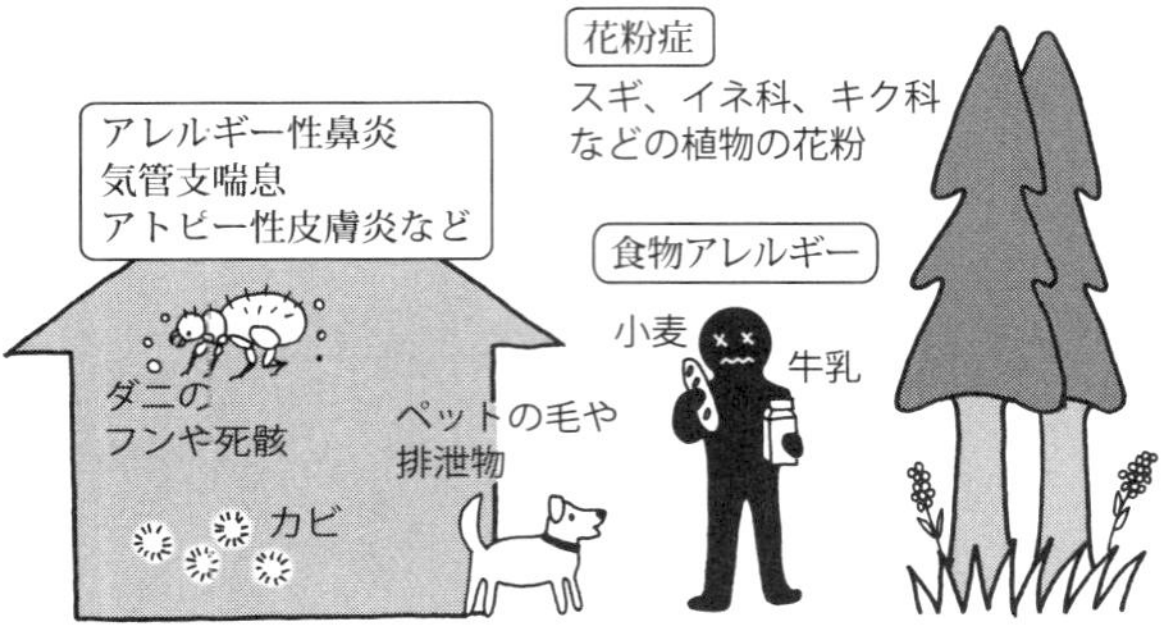
花粉症
スギ、イネ科、キク科
などの植物の花粉
アレルギー性鼻炎
気管支喘息
アトピー性皮膚炎など
食物アレルギー
小麦
牛乳
ダニの
フンや死骸
ペットの毛や
排泄物
カビ
図5－5　さまざまなアレルゲンとアレルギー反応

アレルギーも文明病か

社会的ストレスへの反応が過剰になって起こるのがうつ病なら、アレルギーの原因となる物質（アレルゲン）に過剰に反応することで起こるのがアレルギーである（図5－5）。病原体とたたかうために進化してきたヒトの免疫システムであるが、時として過剰に反応することによって花粉症、アトピー性皮膚炎などの疾患を引き起こす。今や有名な話ではあるが、これらの疾患が発展途上国には少なく、社会の近代化に伴って急速に増える傾向が明らかなことから、生活環境（衣・食・住）の変化に関係する疾患であると考えられている。

アレルギーはその反応が強すぎるということを除くと、とくに異常なことが起こっているわけではなく、特定の抗原に対して起こった免疫反応があまりにも強すぎて、システムの穏やかなコントロールができないことが、ヒトにダメージを与え疾患の原因となっている。これらの疾患が増えた原因には、建築物の密閉性が高まり、絨毯《じゅうたん》や複雑な形状をした家具の陰などを絶好の隠れ家として、カビやダニなどのアレルゲンを作る生物が増えたことや、ヒトの活動により植生が変化して原因となる花粉を出す植物が増えたことが挙げられている。

しかし、それだけでは説明のつかない現象もあり、乳幼児・小児があまりにも細菌や寄生虫の少ない「清潔すぎる」環境で育てられることが、その原因のひとつであると考えられるようになってきた。

免疫システムは子供が生まれてから成長する間に、さまざまな抗原にさらされることで正しく機能するように発達する。そのためには、細菌やウイルス、寄生虫に適度に接触することが大切なのに、清潔な病院で生まれ、畑の土や川の水などといった自然と接することなく育つことが、そうしたものとの接触を妨げている。子供を清潔な環境で育てようと発展してきた今までのやり方が、じつはヒトという動物が健常に育つためには適切ではなかったということかもしれない。

ヒトの進化が文明に追いつくこともある

ここまで、文明のスピードに対して生物としてのヒトが進化的に対応できないことで起こる、さまざまの不都合を見てきた。文明の進歩はヒトが動物であることから抜け出せるほどの衝撃を

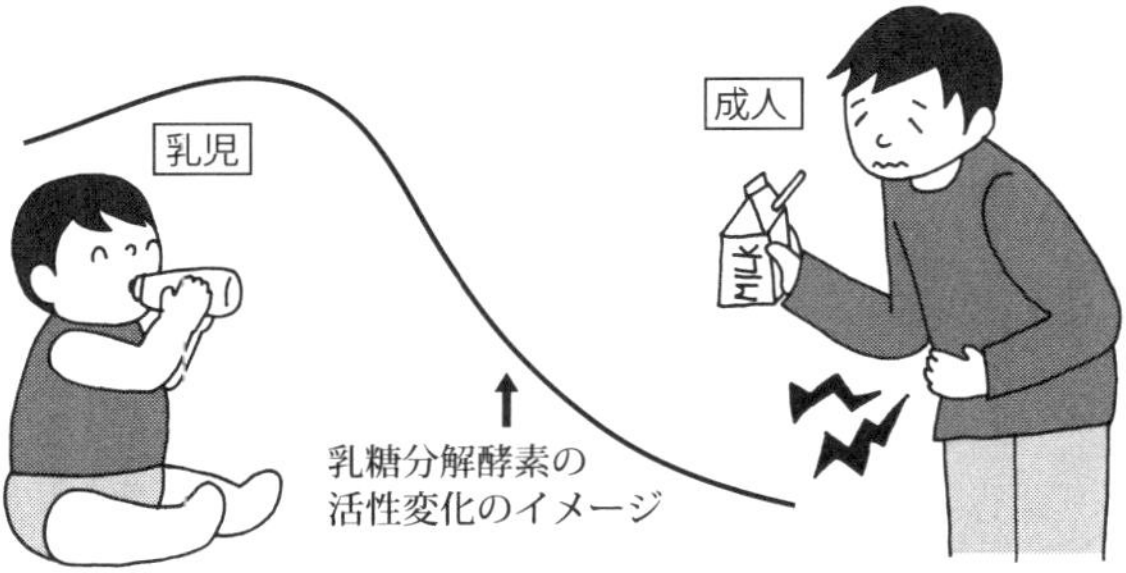

図5－6　赤ちゃんは誰でも乳糖を分解できる
乳児では乳糖を分解する酵素の活性が高いが、離乳すると活性は急速に低下することがわかっている。

持っていたが、身体はそれ以前と同じ動物のままだというところが文明病のジレンマである。

しかし、ヒトにおいても意外に速いスピードで進化が起こった例もある。乳糖の分解である。ほかの哺乳動物と同じように、ヒトでも乳児は母乳に含まれる乳糖を分解できるが、一〇代になると乳糖を作る遺伝子が働かなくなり乳糖を分解できなくなる結果、日本人には牛乳を飲むとお腹の調子が悪くなる大人が多い（図5－6）。

しかし、牧畜の開始とともに大人も牛乳を飲む習慣を持つようになった欧米人では、大人でも乳糖を分解できる。これは、もともとは大人になると働きを止める遺伝子が乳児期を過ぎても働くように変化（進化）したためと考えられている。牧畜が開始されたのは一万年くらい前のことなので、大人が乳糖を分解できるように進化するのに要した時間はほんの数千年ということになる。

日本人では乳糖を分解できない大人が多いのは、多くの日本人が牛乳を飲むようになってからまだ一〇〇年も経っていないからであり、この先も牛乳を飲み続ける生活を続けていれば、欧米人と同じようにいずれは大人も乳糖を分解する能力を持つように進化する可能性もある。進化の力を信じるならば、そしてヒトの文明がヒトの進化を妨げないならば、ほかのさまざまなケースにおいてもそれを克服する進化が期待できるのかもしれない。

第6章

遺伝病 ～良い遺伝子・悪い遺伝子

先天性疾患や遺伝病では、特定の遺伝子の変化が病気の原因になっているものも多い。遺伝子に原因があるということは、その遺伝子がある限りその状態が続く、いわば「不治の病」であり、さらにはその遺伝子を受け取った子供も同じ病気になる可能性がある。

一般的に病気は生物の生存や繁殖にとって不利だと考えられるにもかかわらず、長い進化の過程で選択されてきたはずのヒトや動物に、なぜいまだに遺伝子が原因となる遺伝病が残っているのだろうか。

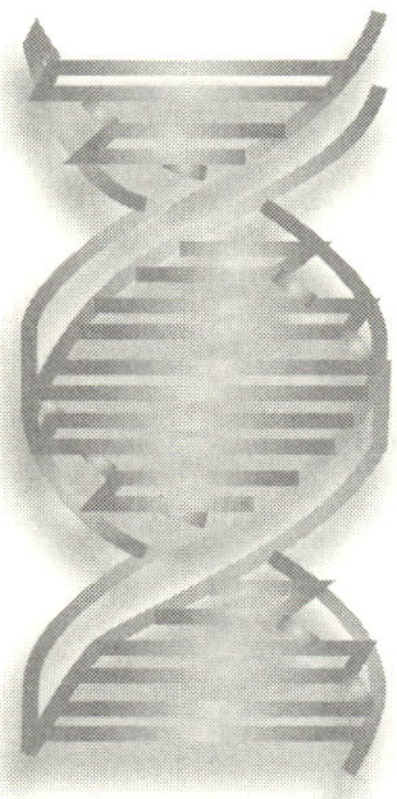

遺伝子で決まるもの、決まらないもの

ヒトという動物には種の中で共有されているたくさんの性質がある。もちろん、こうした生物の性質を決めている大きな要素が遺伝子である。しかし、持っている遺伝子が一〇〇パーセント同じことがわかっている一卵性双生児やクローン動物でも、非常によく似ていることは間違いないものの、小さな性質を比べてみると似て非なる部分がたくさんある。

たとえば個人を認識するために古くから使われている指紋のほか、眼底や手のひらを走る血管の走行パターンはたとえ一卵性双生児といえども異なっている。また、核移植によって作られた三毛猫やホルスタイン牛のクローンでも、身体の表面にある模様は個体ごとに異なることが示されている（図6－1）。

つまり、生物の性質の中には、遺伝子ですべてが決まるものと、必ずしもそうではないものがある。疫学的調査から近視になりやすい遺伝子というものが見出されているが、その遺伝子を持っていても必ずしも近視にならないこともまた事実である。

持っているすべての遺伝子が同じでも、それを使ってできあがる生物の性質が異なるのはなぜだろうか。「遺伝子が働く」というのは、遺伝子ＤＮＡからＲＮＡが転写され、タンパク質を作る遺伝子ならばＲＮＡが翻訳されてタンパク質分子が作られ、さらにできあがったタンパク質が

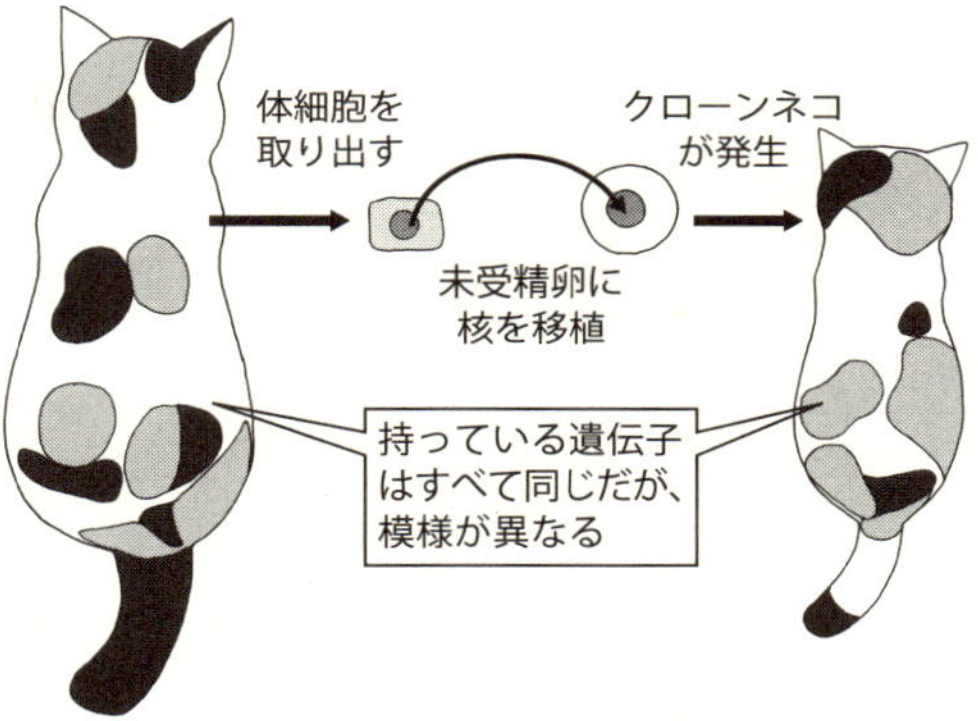
体細胞を
取り出す
クローンネコ
が発生
未受精卵に
核を移植
持っている遺伝子
はすべて同じだが、
模様が異なる

図6－1　遺伝子と環境
動物の身体が作られるとき、遺伝子や細胞を取り巻く「環境」の違いが表現型（身体の模様）に反映する。

実際に酵素や筋肉を動かす部品として働くということである。

すべての遺伝子DNAは父親由来のものと母親由来のものの二セットあり、両方がRNAに転写されることもあるが、どちらかだけが使われることもある。また、どのくらいの量のRNAが転写されるかは場合によって違うし、転写のタイミングも個体によって幅がある。RNAが翻訳されてタンパク質が作られるときにも、ひとつのRNAからどのくらいの数のタンパク質が作られるかはケースバイケースである。さらには、RNAやタンパク質の働きも、まわりの環境によってどの程度効率的であるかは変わってくる。

こうしたことをすべて足し合わせたものが「遺伝子の働き」ということになるので、たとえ同じ遺伝子を持っていても条件（環境）によって異なる結果になるのは、むしろ当たり前なのだ。

すべての遺伝子は二つずつある

遺伝子DNAには役割のはっきりしていない部分のほうが多いのだが、役割がはっきりしている遺伝子の代表が、タンパク質の設計図である。そのDNA上にはタンパク質を構成するアミノ酸の配列が塩基配列コードに置き換えられて書かれている。その塩基がほんの少し変化するだけで、タンパク質中のアミノ酸が変化し、タンパク質の働きが変わってしまうことがある。

嚢胞性線維症は、汗腺や消化腺、肺の粘液腺などを含む身体中のあらゆる分泌腺細胞の働きが阻害され、多くの臓器に障害が発生して、患者の多くが若年で亡くなる難病である。この病気の原因は、塩素イオンチャンネル（CFTR）というタンパク質の異常であることが知られている。また、もっとも多いケースはCFTRタンパク質を作っている一四八〇個のアミノ酸の鎖のうち、五〇八番目のフェニルアラニンというアミノ酸部分の設計図となるDNAの欠損であることがわかっている。

ただし、嚢胞性線維症の場合は、二つある遺伝子のうち、どちらかひとつでも正常であれば発症しない（劣性遺伝）。このような病気は、新生児に対してスクリーニングが行われているフェニルケトン尿症や、メラニンを作れないため全身の皮膚が白く、髪は金髪もしくは白髪、虹彩が赤くなる白皮症（アルビノ）、遺伝子治療が試みられていることで有名になったADA欠損症など、ほかにも多く知られている。このように、すべての遺伝子が二つずつあることは、病気に対するセーフティ・ネットとして働いているのである。

また、ダーウィン医学では、遺伝病の原因遺伝子についても、ヒトの遺伝子がさまざまな変異の獲得と選択という過程を経た結果、受け継がれて今日に至っているという捉え方をする。遺伝子の多型（多様性）は、自然によってある性質を持った個体が選ばれる際に多くの選択肢を与えられるという意味で進化に有利に働く。多型の中には疾患の原因になるものもあるが、そういう遺伝子がなぜ受け継がれてきたのかがわかれば、治療法の発見につながる可能性はあるだろう。

伴性遺伝

遺伝するということは親の遺伝子のコピーが子供へ受け渡されるということである。ヒトのように女性（メス）と男性（オス）による有性生殖をする生物では、子は母親から受け取った一セットの遺伝子と、父親から受け取ったもう一セットの遺伝子を持っている。

両親の遺伝子を調べてみると、やはりそれぞれが祖父母から受け取った一セットずつの遺伝子を持っている。母や父の身体の中で卵子や精子が作られるときには、その中から一セットになるように遺伝子が選ばれて半減するので、その中には、祖父母から受け継がれた遺伝子が入ってお

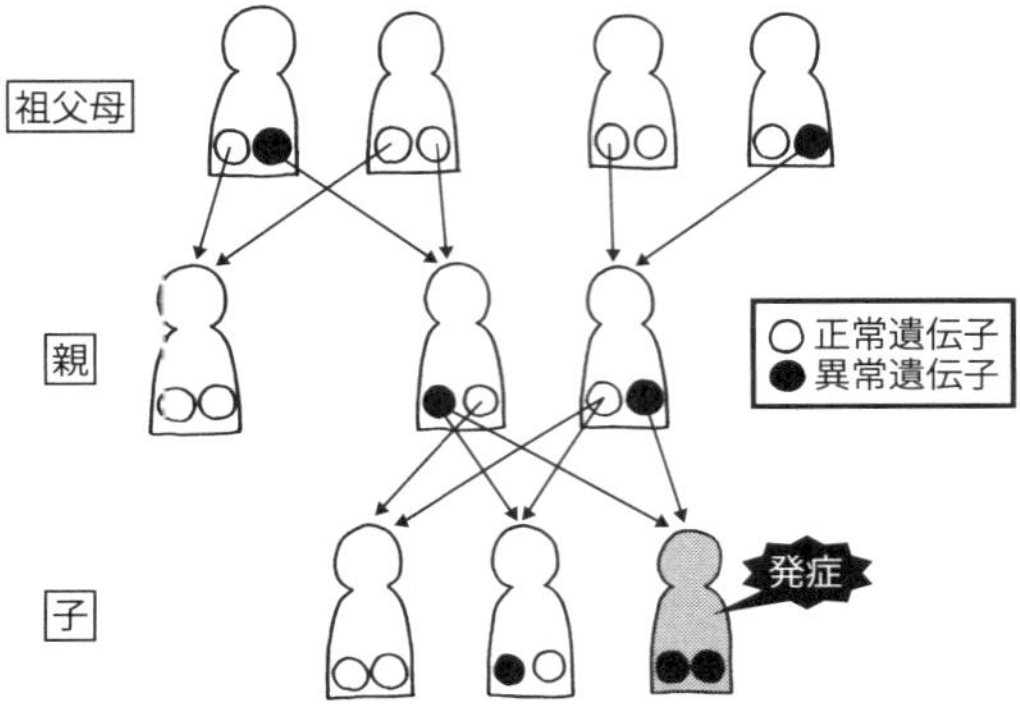

図6－2　劣性の遺伝病遺伝子の伝達と発症の例

り、それが子に受け渡される。

したがって、嚢胞性線維症のような場合には、二セットの中に正常な遺伝子がひとつあれば病気にはならずにすむが、逆にそのことが、発病した先祖がいないにもかかわらず、遺伝子が代々受け継がれうることの原因にもなっている（図6－2）。

嚢胞性線維症の原因となる遺伝子は、七番の染色体にあり、男性でも女性でも二個ずつ持っている。一方、筋ジストロフィーという病気は、第3章に出てきた血友病と同じように性染色体のX染色体の上にある遺伝子の変異が原因となって起こる。ジストロフィンというタンパク質を作る遺伝子がその働きを失うため、筋萎縮と筋力低下が進行する重篤な病気である。

性を決める染色体にはX染色体のほかにY染色体があり、染色体の組み合わせがXXだと女性になり、XYだと男性になる。Y染色体は小さな染色体で、性決定遺伝

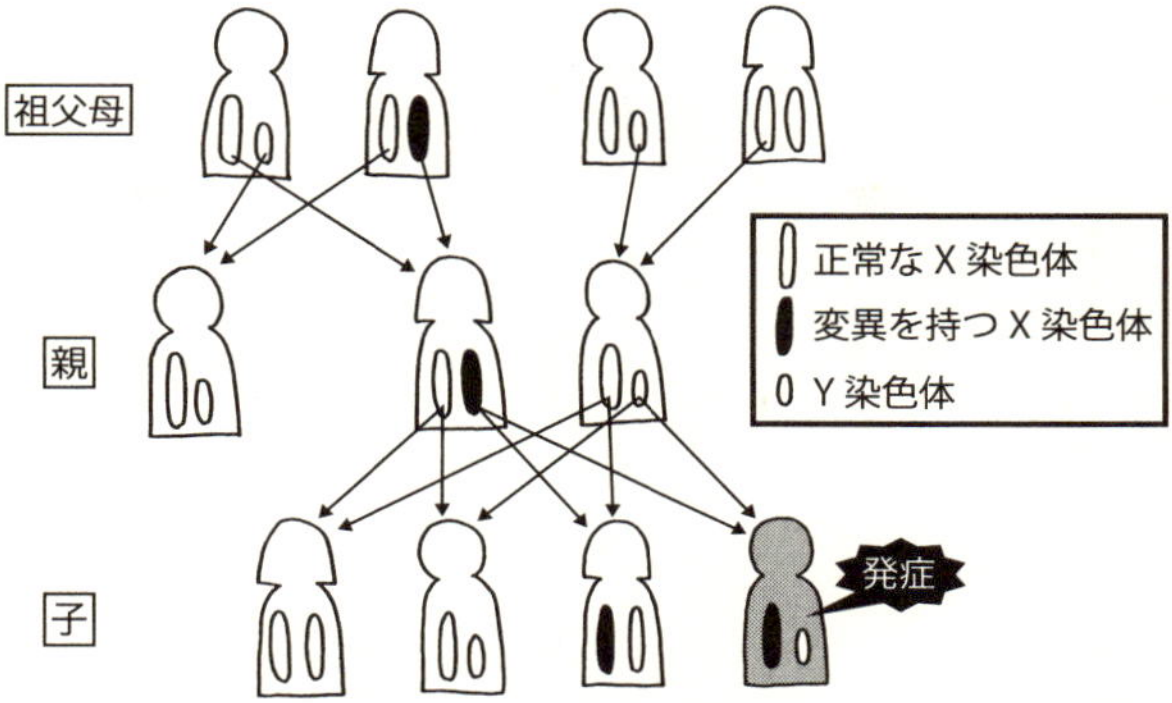

図6－3　伴性遺伝による遺伝病発症の例（劣性遺伝）

子以外はほとんど載っておらず、ジストロフィン遺伝子もない。その結果、男性でX染色体上に変異型遺伝子を持っている場合には、確実に発症する（図6－3）。X染色体を二本持つ女性では、二つある遺伝子のうち一方は父親由来であり、父親が筋ジストロフィーでない場合には遺伝子が二つとも変異型になることはないため、女性での発症は例外的である。

このように、性染色体の上にある遺伝子によって遺伝し、オスとメスでその発現が異なる遺伝の仕方を伴性遺伝という。

ひとつでも正常な遺伝子があれば病気にならずにすむはずが、ヒトの性が性染色体の型によって決められるというシステムが進化したせいで片方の性だけが病気になりやすくなったのである。このような進化がどうして起こったのかを考えることは、ダーウィン医学の重要な課題である。

地球上で有性生殖する生物ではオスとメスという二つの性だけが存在する。ヒトの性がXY型なので、すべての生物の性が同じようなしくみで決められていると思われるかもしれないが、そうではない。Y染色体を持たないXO型ではX染色体を二本持てばメス、一本だとオスになる。なかにはZW型といって、Z染色体を二本持つとオス、一本のZ染色体と一本のW染色体を持つとメスになるものや、W染色体のないZO型もある。

さらには、雌雄同体（同株）の動物や植物では当然のことながら性染色体そのものがないし、爬虫類の中には性染色体もなく卵が発生する温度によってオス・メスが決まるものすらある。性染色体のない動物では、当然のことながら伴性遺伝というものが存在しない。遺伝子の変異によって起こる病気に対してのセーフティ・ネットとしては、性染色体がないほうが明らかに有利に思えるが、多くの動植物で性染色体が進化しているという事実を見ると、病気の危険を超える意味があったことが想像される。

たとえば、オスだけに厳しい試練を与えるように思えるXY型の伴性遺伝ではあるが、見方を変えると危険な遺伝子の変異を持ったオス個体で確実に発症し、子孫を残しにくくなることで、変異遺伝子が集団内に広がっていく危険が回避される。個体の利益と種の利益は必ずしも一致しないのである。

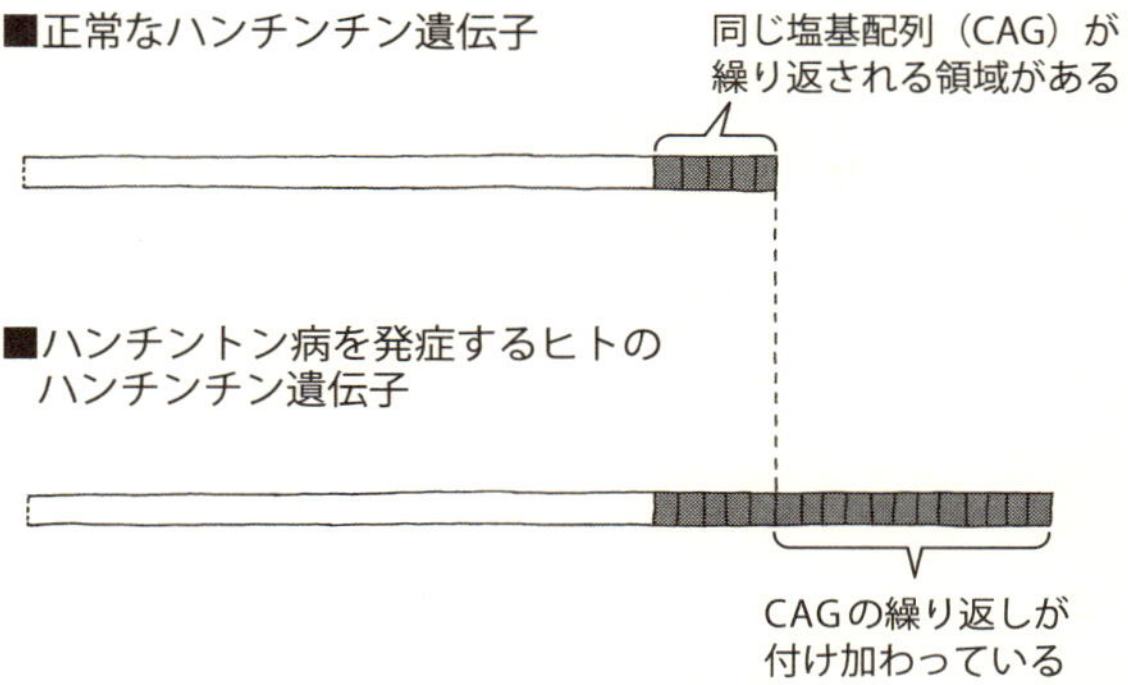
■正常なハンチンチン遺伝子
同じ塩基配列（CAG）が
繰り返される領域がある
■ハンチントン病を発症するヒトの
ハンチンチン遺伝子
CAGの繰り返しが
付け加わっている

図6－4　ハンチンチン遺伝子

ハンチントン病

遺伝子が特定されていたり、あるいは家族性に遺伝することが確かめられていたりするにもかかわらず、前述の筋ジストロフィーとは違い、原因遺伝子の存在が必ずしも一〇〇パーセントの発症につながらないものもある。

ハンチントン病は、古くはハンチントン舞踏病と名づけられたように、脳の一部の細胞が破壊されることにより、本人の意思とは無関係に手足や首などが（踊りを思わせるように）激しく動いてしまうことを特徴とする難病である。ハンチントン病の原因となるのは、ハンチンチンというタンパク質を作る遺伝子で、四番の染色体上にあることが確かめられている（図6－4）。

ハンチンチン遺伝子に変異を持つ場合には、高い確率で四〇歳前後に発症するが、病気にならない場合もある。原因となる遺伝子があるにもかかわらずこのような発症のパターンを示すのは、発症の原因となる遺伝子がほかにもある可能性があったり、同じ遺伝子を持っていたとしても生活習慣などを含めた環境要因によって発症につながったり、つながらなかったりすることがあるためだと考えられている。

ハンチントン病のような遺伝病が、なぜ進化の過程で淘汰されなかったのかは不思議であるが、ハンチントン病の遺伝子を持っているヒトでは、その遺伝子を持っていないヒトよりも多産の傾向があり、さらにがんの発生率が低いこともわかった。ハンチントン病のように、生殖年齢を越えてから発症する遺伝病では、同じ原因遺伝子の働きによって、子孫がたくさん残るという効果があることが、この病気の原因遺伝子を持ったヒトが増える理由になったと考えられている。

ダウン症候群

遺伝子は正常であるにもかかわらず、遺伝子が原因で病気になることもある。たとえばダウン症候群では、二一番の染色体が正常よりも一本多く三本になっていること（染色体トリソミー）が原因とされているが、増えた染色体上に遺伝子異常があるわけではない（図6－5）。ほとんどの遺伝子は二つずつあり、嚢胞性線維症などでは二つある遺伝子のうちひとつが異常でもまったく問題が起こらないことを考えると、正常な遺伝子が三つあることが「病気」の原因となることは不思議である。

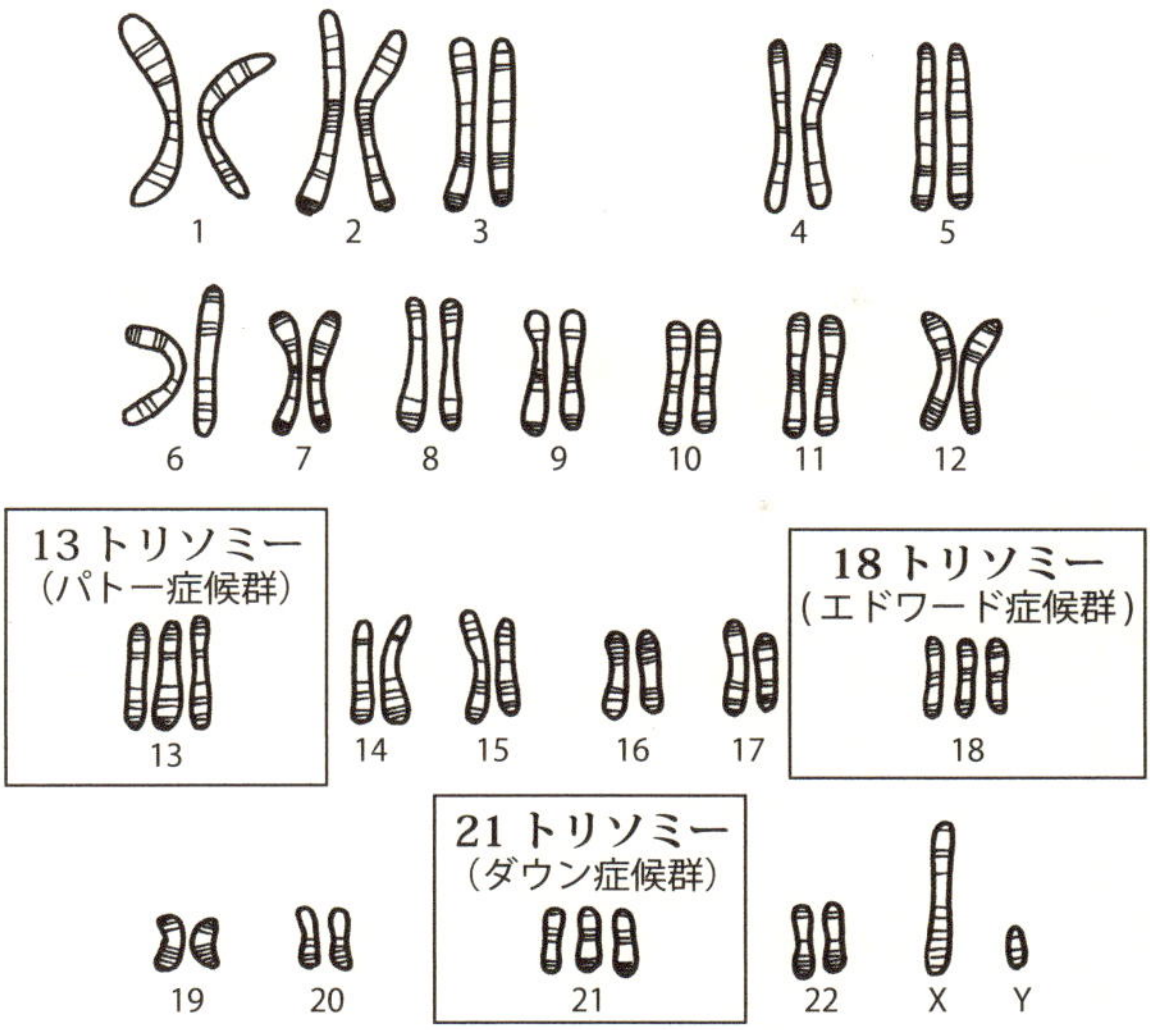

図6－5　染色体トリソミー

性染色体以外の常染色体が3本になると発生に大きな影響が出る。影響がもっとも軽度なものが21番染色体のダウン症候群。13番の場合（パトー症候群）や18番の場合（エドワード症候群）の多くは、出生には至るものの多くの臓器で形成異常が見られ、生後初期の死亡率もきわめて高い。

染色体が三本あると、なぜ病気になるのかについて科学的に解明されているわけではないが、一三番や一八番の染色体が三本になったときにも重度の先天性障害が起こることが知られているので、遺伝子が三つあるとその働きがうまく調節できないのだろうと説明されている。また、ほかの染色体が三本になる例がほとんど見つからないのは、おそらく発生途上で重篤な障害が起こり出産に至ることが少ないためらしい。

以前からダウン症候群の人

はがんになりにくいという報告があったが、確かめられていなかった。しかし最近、ヒトの二一番染色体に相当する染色体を持つマウスで、ダウン症と同じようにその染色体を三本にするという実験を行ったところ、染色体が二本のものに比べ三本のものではがん（消化管腫瘍）の発生が有意に抑えられることが示され、染色体を一本にするとその発生が高まるということも示された。

さらに、その腫瘍抑制の原因が、ヒトではダウン症候群の原因となる二一番染色体の上にあるETS2という遺伝子であることも突き止められた。おそらく、ヒトでもダウン症候群の人はがんにかかりにくいという「有利性」があるものと考えられている。

良い遺伝子・悪い遺伝子

前章に出てきた、飢餓のときにはそれを乗り越えるために役に立ち、現在では生活習慣病の原因となっているヒトの性質も、環境要因によって意味の変わってくる遺伝子によって支配されているものと考えられ、「倹約（節約）遺伝子群」という複数の遺伝子の存在が想定されている。倹約遺伝子の候補として、β3アドレナリン受容体や脱共役タンパク質（UCP1）、アディポネクチン、レプチンやレプチン受容体などの遺伝子が想定されている。

β3アドレナリン受容体はホルモンであるノルアドレナリンによって刺激を受けると、ミトコ

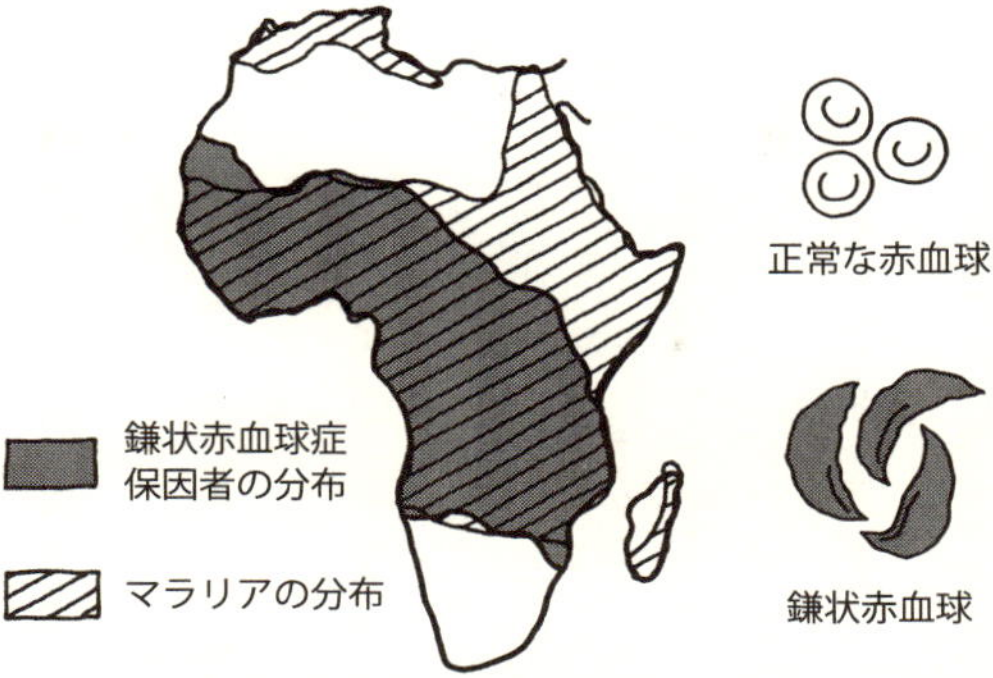

図6－6　鎌状赤血球症保因者の分布とマラリア汚染地域

ンドリアにあるUCP1というタンパク質が増加して脂肪を燃焼させるが、いずれの遺伝子も活性が低い倹約型の存在が知られている。

アディポネクチンとレプチンは脂肪組織で作られるペプチドホルモンで、前者は脂肪代謝を促進し、後者は食欲を抑制する働きを持つので、両者に抑制型の変異があると脂肪代謝が抑制されるとともに食欲が増進される倹約型になる。これらの遺伝子が倹約型になっていると飢餓のときには有利なのだが、食糧が充分に手に入る状況下では、肥満などの原因遺伝子になってしまう。

同じようなことが古くから知られている有名な例として、鎌状赤血球症がある。この病気は一一番染色体にあるヘモグロビンタンパク質を構成するβ鎖ペプチドの遺伝子のDNA内にある塩基がたった一個置換する突然変異が起こり、β鎖ペプチドの第六番目のアミノ酸のグルタミン酸がバリンに変わることが原因で起こる貧血症である。二つある遺伝子の両方に変異があると重症の貧血症となり、多くのケースで成人になる前に死亡する。

一方、片方だけに変異がある場合、激しい運動をするなど血液が低酸素状態にならない限り明らかな症状は出ないので、通常の生活をしていれば問題はほとんどない。逆に、この遺伝子変異を持っていると赤血球の中で増殖するマラリア原虫が増える前に赤血球が壊れることで、マラリアの発症が抑えられるという利点がある。

アフリカの熱帯から亜熱帯に広がるマラリアの分布地域には、鎌状赤血球症の変異遺伝子を持った人がかなり多数存在することが知られている（図6－6）。この地域ではマラリアで死ぬ確率と、鎌状赤血球症で死ぬ確率とが拮抗しあって変異遺伝子を持った人が生き残ってきたと考えられている。マラリアの少ないアメリカに奴隷として渡ったアフリカ系アメリカ人では、この遺伝子が急速に減っていることは、そのことを支持する現象だと考えられる。

エイズの発症を抑える遺伝子

同じように、病気の原因となりうる遺伝子であることが明らかになっているにもかかわらず、人々の間に受け継がれている遺伝子がある。最近はあまり大きなニュースになることがなくなってきているが、ＨＩＶによるエイズは依然として治療法が確立されていない恐ろしい病である。

この病気では、免疫を司るＴ細胞と呼ばれるリンパ球の一部がＨＩＶの感染によって破壊され免疫不全状態になり、二次的に感染症や腫瘍形成などのさまざまな病気が重篤な症状へと進行することで死に至る。

当初、ＨＩＶが感染するときは、Ｔ細胞が持つＣＤ４という細胞膜タンパク質にＨＩＶが結合することが最初の段階になると考えられていた。ところが、ヒト以外の細胞にＣＤ４分子を人為的に発現させてもＨＩＶの侵入は起こらなかったのである。

したがって、細胞膜にあるＣＤ４分子以外の分子が、ウイルス侵入のための補助因子として働く可能性が示唆されてきた。研究の結果発見された、その補助的ＨＩＶ結合タンパク質がケモカイン受容体タンパク質である（図６－７）。

現在までに、十数種にものぼるケモカイン受容体タンパク質がＨＩＶが結合する共受容体として利用されることが明らかにされているが、なかでもＣＸＣＲ４とＣＣＲ５と呼ばれるタンパク質が重要な働きを持つ。ケモカイン受容体というのは、生体防御をする白血球同士が情報交換するために使われる、ケモカインという分子を受け取るタンパク質であるので、その遺伝子に変異があると生体防御機能が低下するが、同時にＨＩＶの感染も起こりにくくなる。

この発見のもととなったのが、非常にリスクの高い性行動を繰り返しているにもかかわらず感染を免れている男性同性愛者で、ＣＣＲ５遺伝子の変異が発見されたという報告である。ＣＣＲ

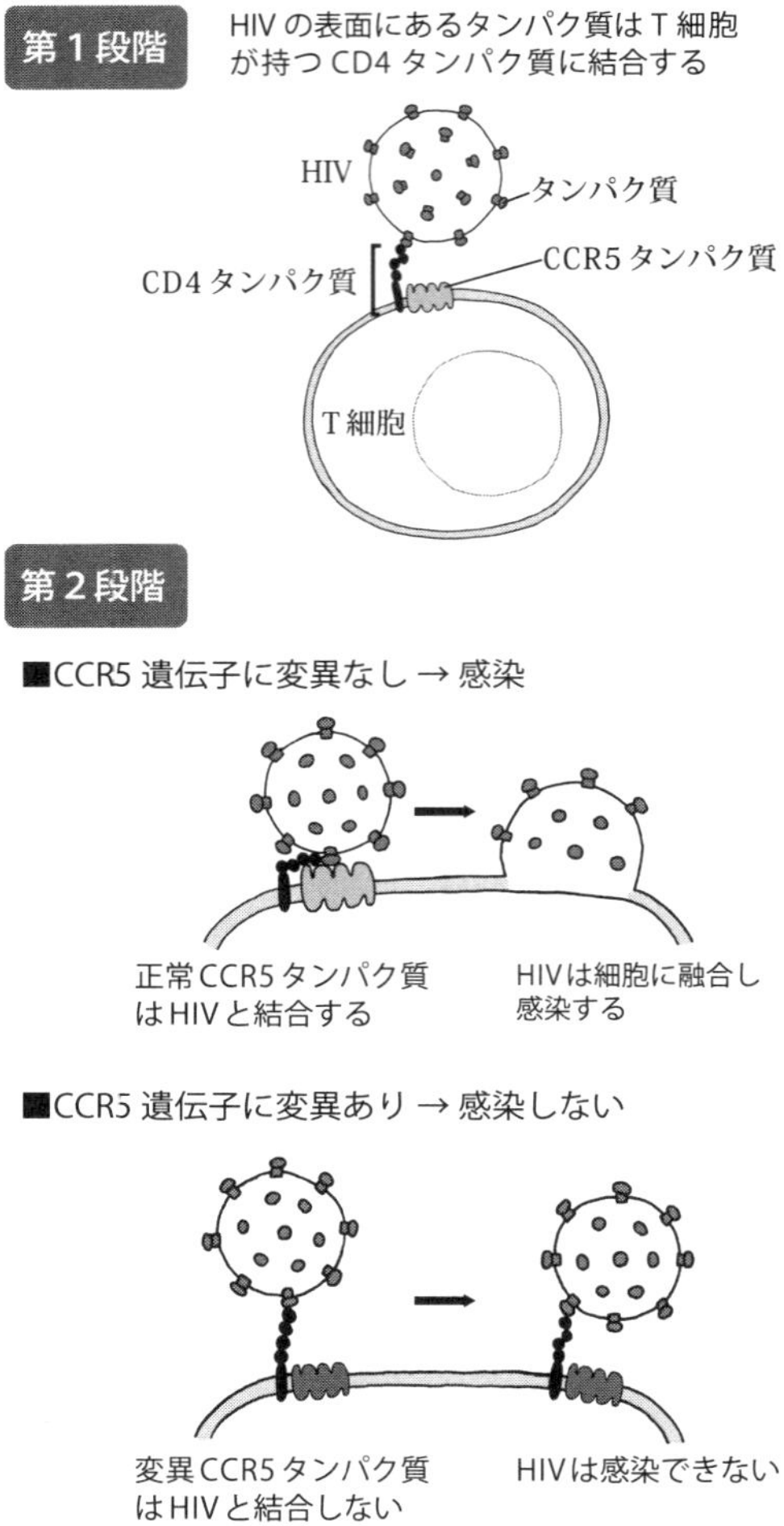
第１段階
HIV の表面にあるタンパク質はＴ細胞
が持つ CD4 タンパク質に結合する
HIV
タンパク質
CCR5 タンパク質
CD4 タンパク質
T 細胞
第２段階
■CCR5 遺伝子に変異なし → 感染
正常 CCR5 タンパク質
は HIV と結合する
HIV は細胞に融合し
感染する
■CCR5 遺伝子に変異あり → 感染しない
変異 CCR5 タンパク質
は HIV と結合しない
HIV は感染できない

図６－７　ケモカイン受容体タンパク質

5遺伝子の変異を持つ場合、ウイルスに対して感染しにくく、またエイズを発症しにくくなることも明らかになっている。

そして驚くべきことに、白人男性のうち八パーセント程度がこの変異を片方の遺伝子に持ち、両方が変異している白人男性も一パーセント弱存在することがわかった。また、変異したCCR5遺伝子を持つ頻度は北欧で高く、日本人を含む東洋人やアフリカ人には見出されていない。

さらに、ある解析によると、この変異が出現したのは約六五〇年前の一四世紀中ごろ、ヨーロッパでペストが大流行したころだという。そこから、この変異を持つ人々はペスト流行を乗り越えた生き残り集団の子孫であり、そのため北方のヨーロッパ人にこの変異を持つ人が多いのではないかという仮説も出されている。

がん遺伝子というパラドックス

ヒトは大人になると成長が止まる。たった一個の受精卵が約六〇兆個の細胞になって大人の身体を作るため、胎児から成長期の子供の身体の中では細胞分裂が盛んに起こっている。しかし、大人になってもうそれ以上大きくなる必要がなくなると、皮膚や消化管、骨など限られた部位を除き細胞分裂は停止するか、極端に少なくなる。こうした状況下で、分裂を続ける細胞が出現し、まわりの組織を破壊し時としてヒトを死に至らしめるのががんである。

胎児の細胞の多くががん細胞のように分裂を繰り返していることを考えると、ヒトの細胞はもともと激しく分裂する能力を持っていることがわかる。しかし、健常な大人の身体ができあがると細胞分裂が激しく起こらないように抑制がかかる。その抑制がはずれたものががんである。がんを引き起こすものとして、たくさんの「がん遺伝子」が知られている。

しかし、がん細胞の中で活動をしているとして発見されたこれらの遺伝子は、じつはヒトの発生初期に見られる激しい細胞分裂を可能にしている遺伝子であることがわかってきた。つまり、大人になって働く必要がなくなっているにもかかわらず細胞分裂を続けるように働き続けているのががん遺伝子なのである。

がん遺伝子ががんを作らせるのには二つのルートがある。ひとつは、細胞分裂を促進する遺伝子自身が、ほかの遺伝子の制止を受け付けないように変異してしまった場合、もうひとつは、細胞分裂を抑制する働きを持った遺伝子（がん抑制遺伝子）が、その抑制の働きを失ってしまうように変異した場合である（図6－8）。細胞分裂にはこのような働きをする多くの遺伝子が関わっていて、それらの変異がいずれもがんを引き起こす原因になりうることから、がんが多いのだと考えられている。

つまりがん遺伝子というのは生物が速やかに発生することを保証するための遺伝子が暴走してしまったもので、もしもがんの原因となる遺伝子がなかったら我々が正常に発生することもでき

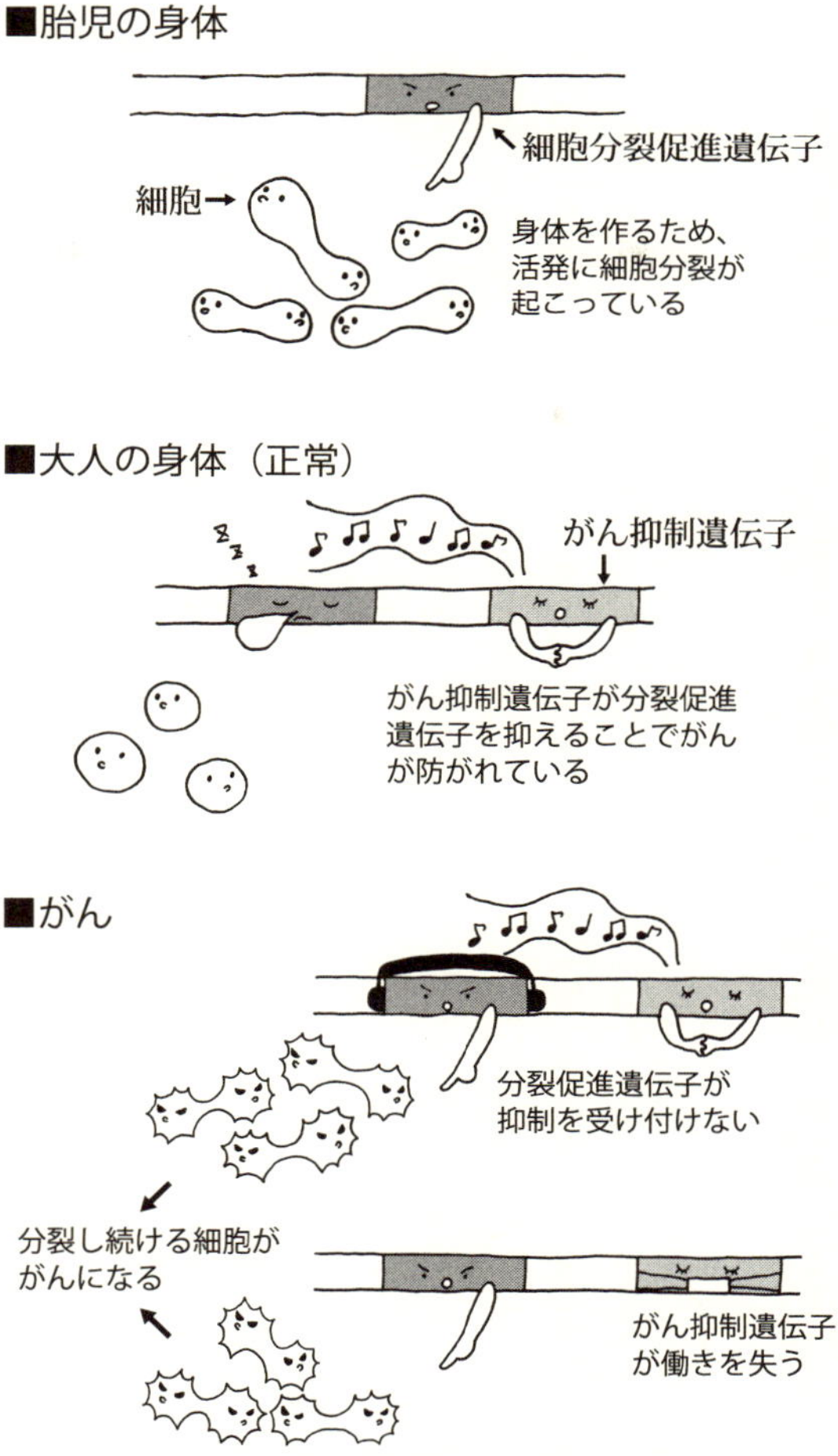
■胎児の身体
細胞分裂促進遺伝子
細胞
身体を作るため、
活発に細胞分裂が
起こっている
■大人の身体（正常）
がん抑制遺伝子
がん抑制遺伝子が分裂促進
遺伝子を抑えることでがん
が防がれている
■がん
分裂促進遺伝子が
抑制を受け付けない
分裂し続ける細胞が
がんになる
がん抑制遺伝子
が働きを失う

図6－8　がん遺伝子とがん抑制遺伝子

なくなる。ちなみに、ダウン症候群のところで出てきたＥＴＳ２という遺伝子も「がん遺伝子」として発見されたものだが、その正常な働きは「がんの抑制」であることがわかっている。

環境との相互作用で決まる遺伝子の働き

この章で見てきたような遺伝子の変異は、今では簡単に調べることができるようになっている。子供のうちに調べることで、ハンチントン病のように将来の病気発症を予測することも可能になっている。場合によっては、遺伝子やタンパク質を導入することで発症を予防したり、病状を改善したりすることができるようになるかもしれない。

しかし、さまざまな例で見たように、遺伝子の働きというのはつねに環境との相互作用で決まるものであり、特定の環境では生存に有利だった遺伝子が異なる環境のもとでは新しい病気の原因になったりすることもある。また逆に、病気を起こす原因となる遺伝子だと思われるものが、ほかの病気を防ぐ働きを示したりすることが見出されることもある。現時点で我々が持っている科学（医学）的知識も過渡的なものであり、新しい発見の後にその誤りあるいは不完全さが明らかになることを想定する必要がある。

そういう意味でたとえ現在の最先端の知識を用いるとしても、ある遺伝子が「良い」とか「悪い」とかの判断をすることに、我々は慎重になるべきだろう。「病気の遺伝子を治療する」というような力ずくの対応をとるのではなく、患者の苦痛を取り除く対症療法をしながらも、その遺伝子が今日まで伝えられてきた理由を、進化の観点から理解しておくことが、ヒトの病気の理解にもつながるというのが、ダーウィン医学の立場だ。

我々は、正しい対処法を決断できるほどには、病気の遺伝子について理解しているわけではない。今後、ダーウィン医学と現代医学が協力して、長い進化の歴史の中でそれぞれの遺伝子がどのように働いてきたのか、現在はどのように働いているのか、そして将来どのような働きを持つ可能性があるのかを総合的に考え、対応を判断していくという作業ができれば理想的だと思う。

第7章

トレードオフ進化
～進化が作り出した身体の不都合

ここまで読み進むうちに、ヒトの身体にはとてもうまくできていると思えるところもあるが、意外と融通が利かないように見えるところも多いということがわかってきたと思う。

過去一万年くらいは、ヒトの身体はそれほど進化による大きな変化を受けていないが、ヒトはもともと我々とは似ても似つかない動物の祖先から五億年くらいかけて進化してきた存在であり、その身体の細部に至るまで進化の結果作り出されたものなのである。融通が利かないように思えるところにも、必然性はあるのだ。

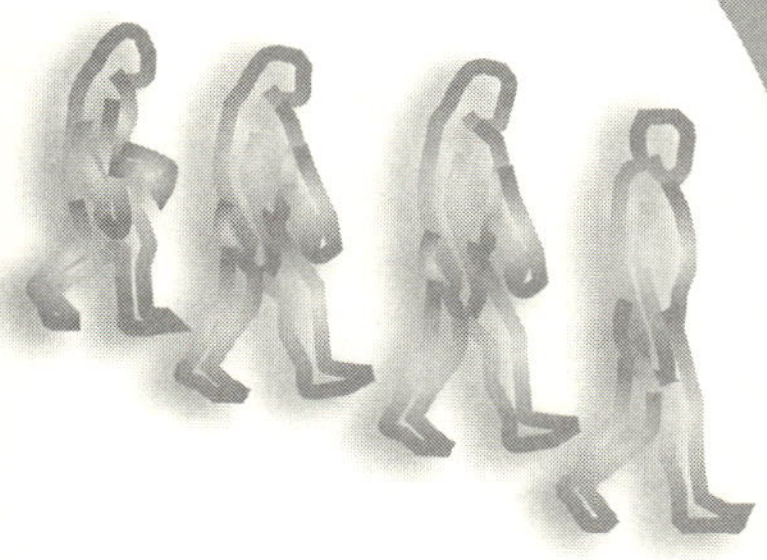

進化の基本は改良

ヒトの歴史を七〇〇万年くらいさかのぼると、チンパンジーと同じ祖先に行き着く。現在生きている脊椎動物の主なグループは魚類、両生類、爬虫類、鳥類、哺乳類であり、これらはすべて共通の祖先から進化してきたことに異論を唱える研究者はまずいない。祖先が共通であることは、最近では遺伝子を比較して証明することが多いが、遺伝子を調べなくても、その身体のつくりを解剖学的に比較するだけですぐにわかる。

たとえば、カエルの前肢とトカゲの前肢とイヌの前肢は、形も働きもほとんど同じなので、誰が見ても「同じ」器官であるとすぐにわかる。一方、キンギョの胸ビレとハトの翼、ヒトの腕は形も働きもずいぶん違うように見えるが、骨を比較することでこれらすべては脊椎動物の前肢と解剖学的に同じ意味を持つ「相同器官」であることがわかる（図7-1）。相同器官は、それらの共通の祖先が持っていた共通の器官を改良することによって作られた。

魚類を除くと、ヘビやクジラなど一部の動物に退化による変更はあるものの、すべての脊椎動物の肢の数は基本的に四本なので、これらを四足動物と呼ぶことがある。もちろん、二足歩行するトリやヒトも四足動物に含まれる。これらの動物の相同器官を比較すると、進化のおもしろい法則が浮かび上がってくる。それは、進化においてはまったく新規の構造と機能が作られること

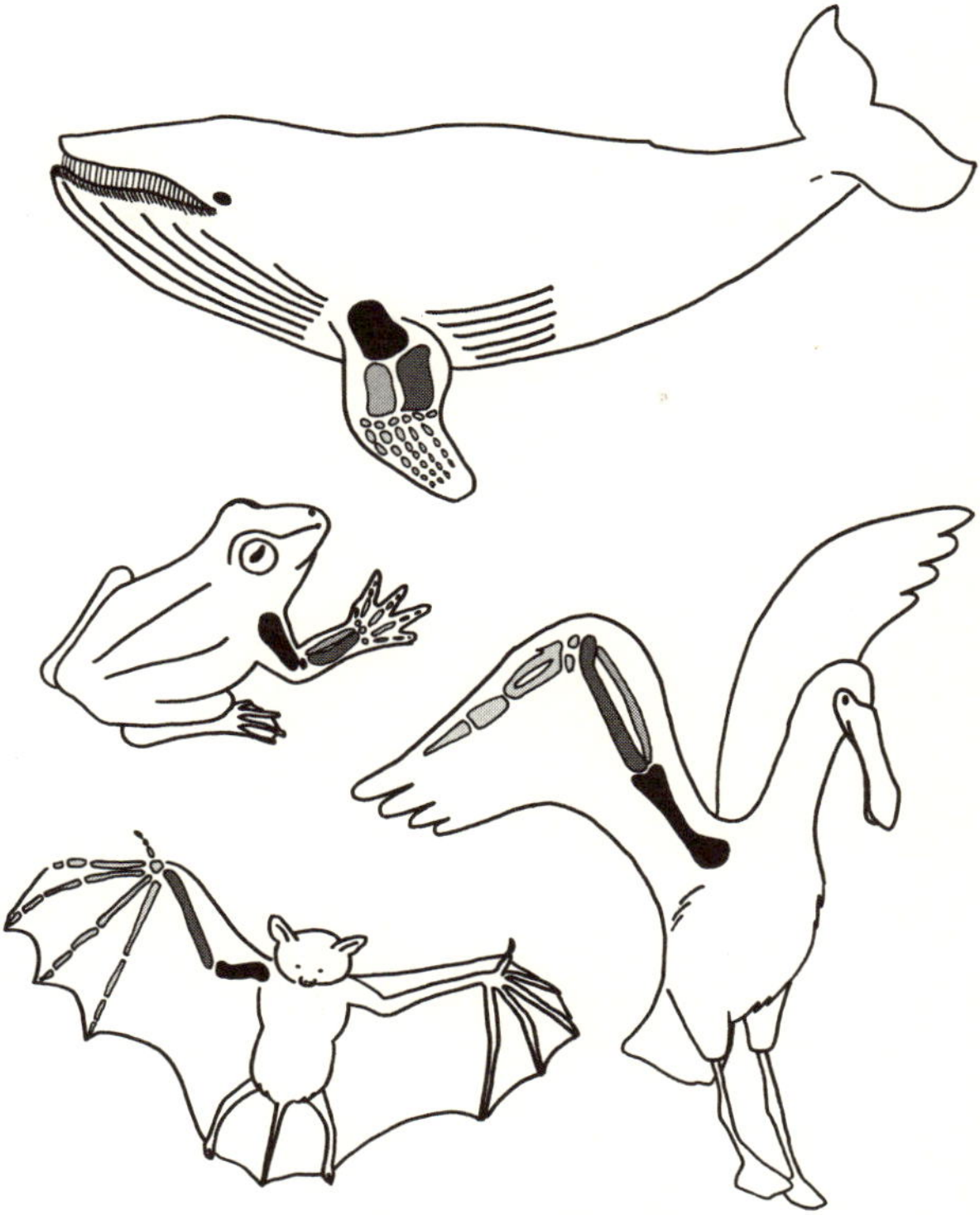

図７－１　相同器官

カエルの前肢、トリの翼、コウモリの翼、クジラの胸ビレはいずれも共通祖先となる四足動物の前肢が進化してできた相同器官であり、その骨格は基本的に同じつくりをしている。

はめったになく、多くの場合は元からあるものを変化させて新しい構造が作られるということである。そのため、進化によって新たな器官が作られるときには、相同器官が持っていた元の機能が失われることがある。

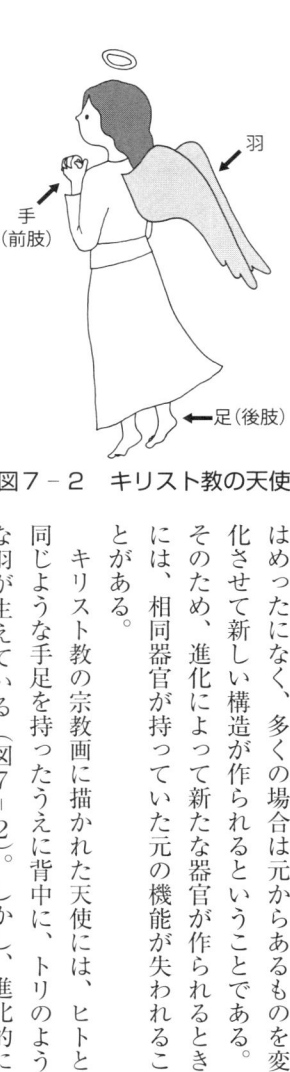

図7－2　キリスト教の天使

キリスト教の宗教画に描かれた天使には、ヒトと同じような手足を持ったうえに背中に、トリのような羽が生えている（図7－2）。しかし、進化的に見るとヒトの腕とトリの羽は相同器官なので、四足動物ではその両方を持つことはありえない。つまり、空を飛ぶことを実現するためには、ヒトのような器用な手を持つことはあきらめなければならないのだ。飛ぶ能力を獲得した哺乳類であるコウモリも、器用な前肢を犠牲にして、飛ぶことに特化した翼を手に入れた。同じように海での生活に適応したアザラシやオットセイは、水中での自由な運動性を獲得したものの、陸上での機敏な動きができなくなり、クジラやイルカにいたってはまったく陸に上がることすらできなくなった。

これらの動物やトリほどではないが、ヒトの身体もほかの四足動物と比べると進化に伴ってかなり大幅な変化を遂げている。前肢と後肢の機能分化が進んだ結果、四足の哺乳類に比べて前肢が短くなり、四足を駆使して高速で走ることができなくなったが、前肢の指を非常に器用に使うことができるようになった。喉頭および咽頭（いわゆる「のど」）が発達し、複雑な音声を発することで言語を獲得した。脳が巨大化したことや体毛がほとんどなくなったことは、一見してすぐわかる大きな特徴である。

ヒトが進化によって獲得したものを検討してみると、それと同じくらい失ったものも多いことがわかる。つまり、改良を基本とする進化は、つねに獲得と喪失というトレードオフが背中合わせに進むものなのだ。そういう視点から眺めると、たしかにヒトの進化は目覚ましいものではあったが、「成功なのか」という問いに簡単にＹＥＳと答えられるほど単純なものではない。

チンパンジーやゴリラのみならず、ニホンザルでさえ一時的には二足歩行をすることがあるが、完全な二足歩行だけになった四足動物は鳥類とヒトだけである。鳥類の場合は、二足歩行になることによって大きな有利性を獲得したというよりは、前肢を羽に変えて空に飛び上がるために、二足歩行にならざるをえなかったようにも見える。

一方、ヒトの場合は二足歩行のおかげで器用な前肢を獲得することができたし、脊椎骨が重力に対して垂直になったことで支えられる重量が増え、脳が大きく進化できたと考えられる。四足を駆使して走る他の哺乳類よりも走るスピードは明らかに遅くなっているが、ヒトの二足歩行はチンパンジーの四足歩行と比べると消費エネルギーが少なくなっていることを考えると、それほどの犠牲ではない。

二足歩行と引き換えにヒトが背負った三重苦

消費エネルギーは減ったものの、ヒトは二足歩行と引き換えに腰痛と内臓下垂、さらに難産という三重の苦難を背負った。二足歩行に対する最悪の代償と考えられている腰痛は、椎間板という、脊椎骨の間にあるクッションが重力方向の力に耐えきれずに起こるさまざまな不都合のひとつであり、脊椎骨が重力に対して垂直である限り、避けることができないものである（図7－3）。

もちろん、脊椎骨そのものやそのまわりを支える筋肉がそういった不都合を解消するように進化してきており、今後も改良が進む可能性がないわけではない。しかし、ヒトの祖先が直立してから何百万年と経っているにもかかわらず、腰痛は解消されていない。脊椎骨周辺をあまり強固にしてしまうと、今度は運動能力に制限が生じるので、そのような進化は起こらないであろうと現在は考えられている。

また、四足歩行をしているときには、背中にあるがっしりとした脊椎骨という屋台骨にぶら下がるように支えられていた内臓諸器官は、直立することによってそれまでと九〇度異なる方向か

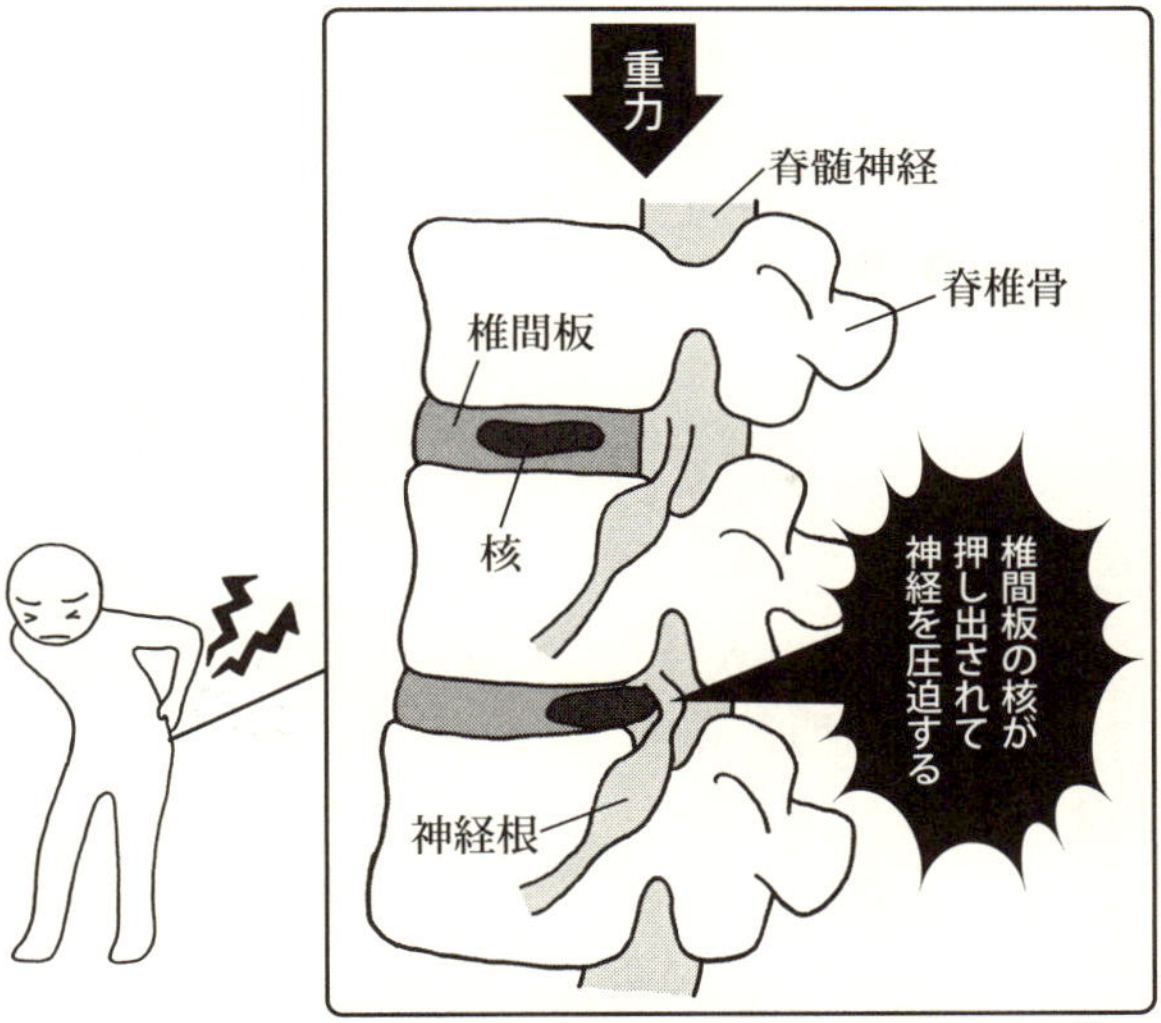

図７－３　もっとも一般的な腰痛、椎間板ヘルニア

ら重力を受けることになった。そのため、胃や腸などの内臓が下がる内臓下垂によって、消化不良などが起こりやすくなったと考えられる。もっとも、それほど深刻な状態になることは少ない。

この内臓下垂という代償は、内臓を下側から支えるために骨盤が発達することによって、ある程度解消された（図７－４）。しかし、女性が子供を生むための産道を確保することを考えると、骨盤をそれほど強固にするわけにもいかなかったので、いまだにヒトは筋肉の老化とともに、下腹がふくらみがちな体型になってしまう。

また、進化によって巨大化した脳が通るためには、出産のための産道を太くしなければならないという新たな難題を抱えるこ

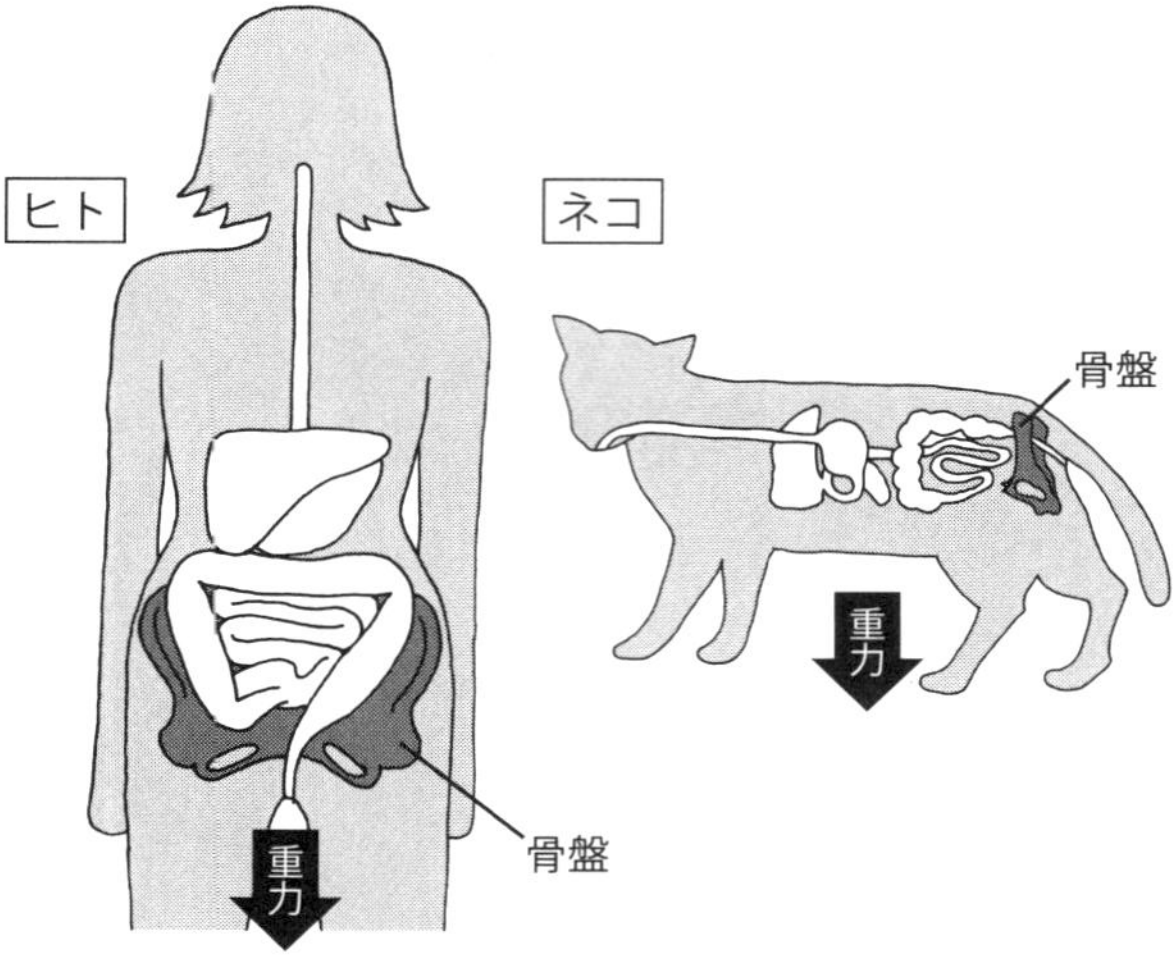

図7－4　内臓下垂と骨盤の発達

ヒトとネコでは、内臓が重力を受ける方向が90度異なり、ヒトでは内臓を受け止めるために骨盤が大きく発達している。

とになった。しかし産道の太さにも限界がある。結果として、ヒトでは母親のお腹を出て生きていけるギリギリの未熟状態で出産をするようになったといわれている。今でこそ、新生児の死亡率は劇的に低くなっているが、日本の新生児死亡率は、明治・大正時代まで、出生一〇〇〇に対して七〇～八〇と高率であったことからも、ヒトはもともと難産であることがうかがえる。

医療が発達する前は、ヒトの出産そのものが安全とはいえなかったうえに、動物として未熟な状態で生み出される乳児が生き残るのも大変だったのだ。逆にいうと、これだけの不利を引き受けても、なおヒトが種として繁栄するに足る有利な要素が充分あったということになる。それは、もちろん脳の発達を出発点にした、文化・文明の進歩である。

つわりの効用

直立するために骨盤が発達し、産道が狭くなることによって危険になった出産をなんとか乗り越えるべく、ヒトではさまざまなしくみが進化したと考えられている。

たとえば、妊娠初期に妊婦が特定の食物や臭いに強い嫌悪や吐き気などを感じ、時には嘔吐に至るつわり（悪阻《おそ》）という現象がある。すべての妊婦が経験するわけではないので医師もとくに重要視しないことが多いらしいが、アメリカの進化生物学者マージー・プロフェットがたくさんの妊婦を調べ、強いつわりを経験した妊婦はつわりをほとんどあるいはまったく経験しなかった人と比べると流産の確率が約半分だったというデータを示している。

彼女の説明によると、つわりを引き起こす食物の中には胎児に奇形を引き起こす可能性を持ったもの（毒素を作る細菌が繁殖しやすい肉・卵や魚、カフェインを含む飲み物、植物毒素を含む可能性のある野菜、アルコールなど）が多く含まれている。さらに、つわりがひどいのは胎児に奇形が発生しやすい妊娠初期の三ヵ月付近であり、そこを過ぎると劇的に消失することが多いということから、つわりは胎児を守り安全な出産を確保するために進化した性質だという。

また、一説には一〇パーセントにも達するといわれるヒトの流産率は、医師などいなかった時代の妊婦にとって、いわば命をかけて行う妊娠と出産までして育てるのを健常な胎児だけにするためのチェック機構として働くと考えられており、遺伝子や染色体に変異のある胚（胎児）の流産率は正常な場合に比べて明らかに高いという研究結果がある。

会話は窒息と背中合わせ

複雑な音声を発する能力を獲得したことにより、ヒトはほかの動物と比べると桁違いのコミュニケーション能力を獲得した。単純な音声信号はやがて言語へと洗練され、さらには文字の発明へと連なったことを考えると、ヒトの文明の発達に果たした言語の貢献は計り知れない。言語がなかったら今日の文明もなかっただろう。

ところが、その基盤となる発音器官がまたやっかいな問題の原因となっている。ヒトは、声帯から出す単純な音の振動に、長く広い咽頭腔を共鳴させたり、舌を動かしたりするなどの変化をつけることで、母音や音節を区切った音を組み合わせて、複雑な音を出せるようになった。しかし、複雑な音を出せるようになったことと引き換えに、ヒトは気道に食べ物をつまらせて窒息するというリスクを負うことになった。

咽頭腔が短く狭いチンパンジーには、ヒトのような複雑な音は出せない。ヒトの赤ん坊も、チンパンジーと同じように咽頭腔が短く狭いため、生まれたてのころは、複雑な音はうまく発音できない。ヒトでもチンパンジーでも空気の通り道（気道）と、口から食べた食物の通り道（食道）が喉の奥で交差している。これは共通祖先がそういう構造を持っていたからで、進化に際して設計変更ができなかったところである。

チンパンジーでは咽頭腔がほとんどないので、息をするために開いている気道を避けて、その左右を食べ物がすり抜けて食道に入っていく。ヒトの赤ん坊も鼻で呼吸しながらミルクを飲むことができ、大人のように気管にミルクが入り込んでむせ返ることはない。ヒトも赤ん坊のうちは、チンパンジーと同様に咽頭腔が短く狭いので、鼻から空気を出し入れするために気道が開いていても、ミルクは気道の両脇を通って食道に入ることができるのだ（図７－５）。

ところが生後六ヵ月くらいを過ぎ、喃語《なんご》（意味を持たない発声）を発するようになるころには、気道の蓋である喉頭蓋の位置が下がり始め、気道と食道の共有スペースである咽頭腔が長くなる。そうなるとミルクを飲むことと呼吸の両立はできなくなり、同時にやろうとするとミルクが気道に入ってむせ返ることになる。長い咽頭腔が空気と食物の通り道として共有されているため、空気と食物のどちらか一方だけを通す交通整理が必要になるのである。

幼児が餅やコンニャクゼリーなどによって窒息する事故が多いが、乳児のときには同時にできた呼吸と飲食が、ちょっと大きくなるとたちまち不可能になるので注意が必要だ。乳児期を過ぎ

■乳児（上）・チンパンジー（下）

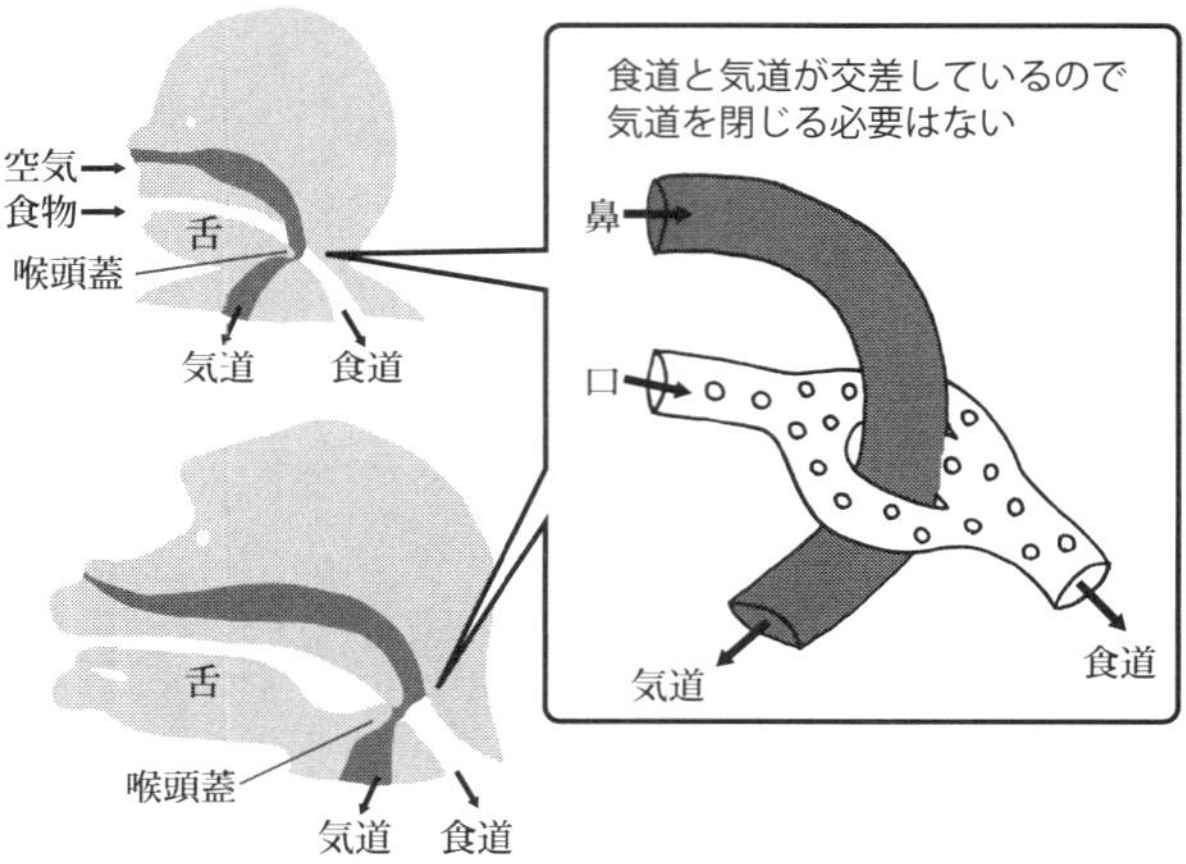

■大人

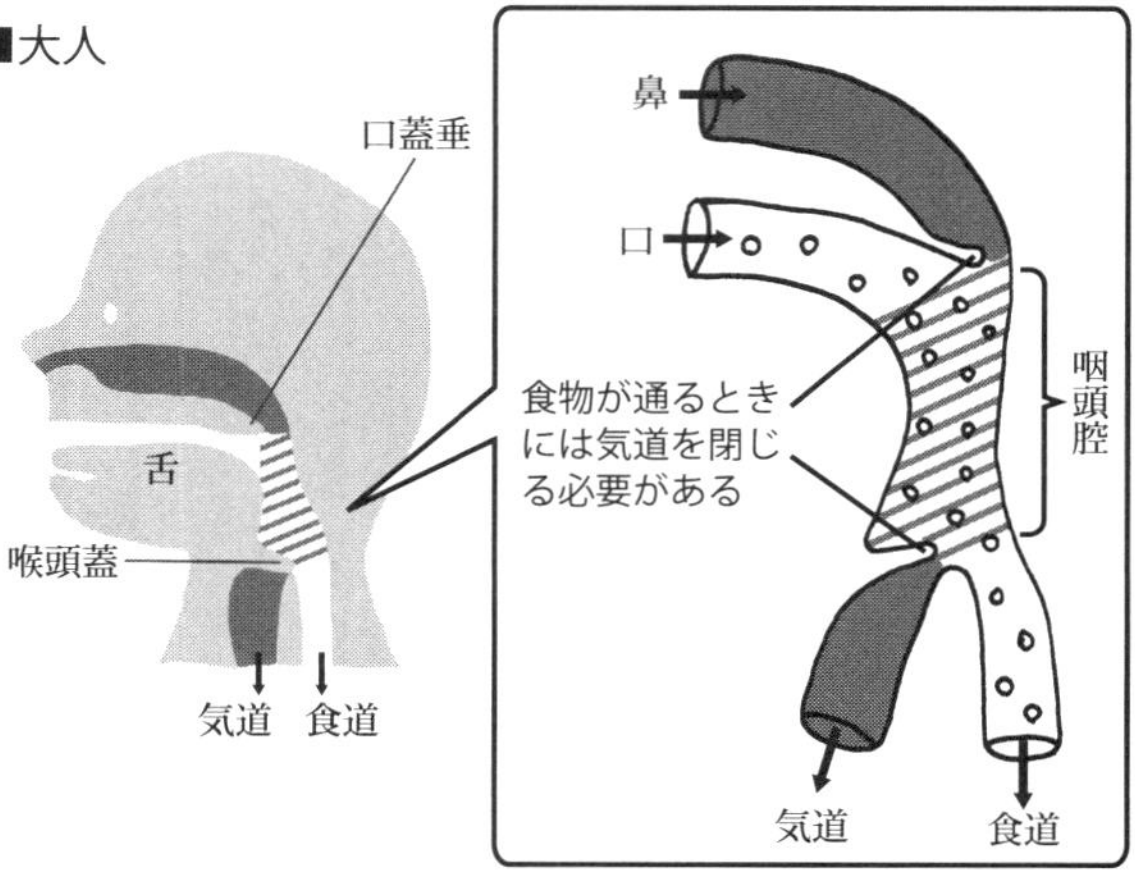

図7－5　チンパンジーとヒトの喉頭と咽頭

ると、ものを飲み込むとき食物が気道に入り込むのを避けるために、気道の蓋（喉頭蓋と口蓋垂）が反射的に閉じて気道に食物が入り込むのを防ぐようになる。老人になると再び窒息事故が多くなるのは、この気道が閉じる反射のタイミングが遅くなることが原因だ。

進化とともに失われた再生能力

ヒトが失った能力の代わりに、何を得たのかはっきりしていないこともある。それは、最近iPS細胞やES細胞などというキーワードとともに話題になっている「再生医療」に関係した再生能力である。ヒトの再生能力が非常に限定されていることから、再生という現象は特殊な生物だけに見られる例外的な現象だと考えられがちであるが、再生は多くの生物が持っているかなり普遍的な能力である。

ほとんどの植物が再生能力を持っているのは別格としても、動物でもヒドラやプラナリアという奇妙な動物が、身体のほんの小さな断片からでも全身を再生する能力があることは一〇〇年以上も前から知られていた。また、身体のつくり（体制）がさらに複雑なヒメミミズの中にも身体の断片から全身を再生できるものも見つかっている。エビ・カニや昆虫など脱皮を繰り返して大きくなる動物の多くは、手足を失っても次の脱皮のときには再生してくる。

ヒトと同じ脊椎動物でも、魚類ではヒレなどは言うに及ばず目のレンズや脳や心臓が再生するものが多い。さらに両生類のうちでも長い尾を持つ有尾両生類のイモリの再生力の強さは有名で、目のレンズや四肢、顎や尾、さらには脳も再生することがわかってきた。

ところが自分で切り捨てて再生することで有名なトカゲの尾はじつは一回しか再生しないし、四肢を切っても再生しない。再生力は弱いのだ。さらに、鳥類やヒトを含む哺乳類になると、指一本すら再生することもできない。

このように、脊椎動物では両生類を境に進化に伴う再生能力の大きなギャップがある。両生類でも尾のないカエルなどの無尾両生類では、おもしろい現象が見られる。オタマジャクシのときには、有尾両生類のイモリと同じくらい強い再生力を示し、脳や心臓まで再生することがわかってきたが、変態とともに尾がなくなりカエルの形になると、爬虫類・鳥類・哺乳類と同じように再生力が低下してしまうのだ（図7－6）。これは、オタマジャクシからカエルへと個体発生が進行するときに、魚類から両生類・爬虫類を経て哺乳類へと進化する系統発生の過程を再現しているようにも思える。

もちろん、生物学の教科書によく出ているヘッケルの「個体発生は系統発生を繰り返す」などという言葉は、現在では学問的には単なる比喩以上のものとしては受け取られていない。しかし、たとえばカエルの再生能力は発生・変態とともに身体のつくりが複雑になっていくにつれて低下していくことが知られており、この現象と、脊椎動物の再生能力が進化の過程において身体

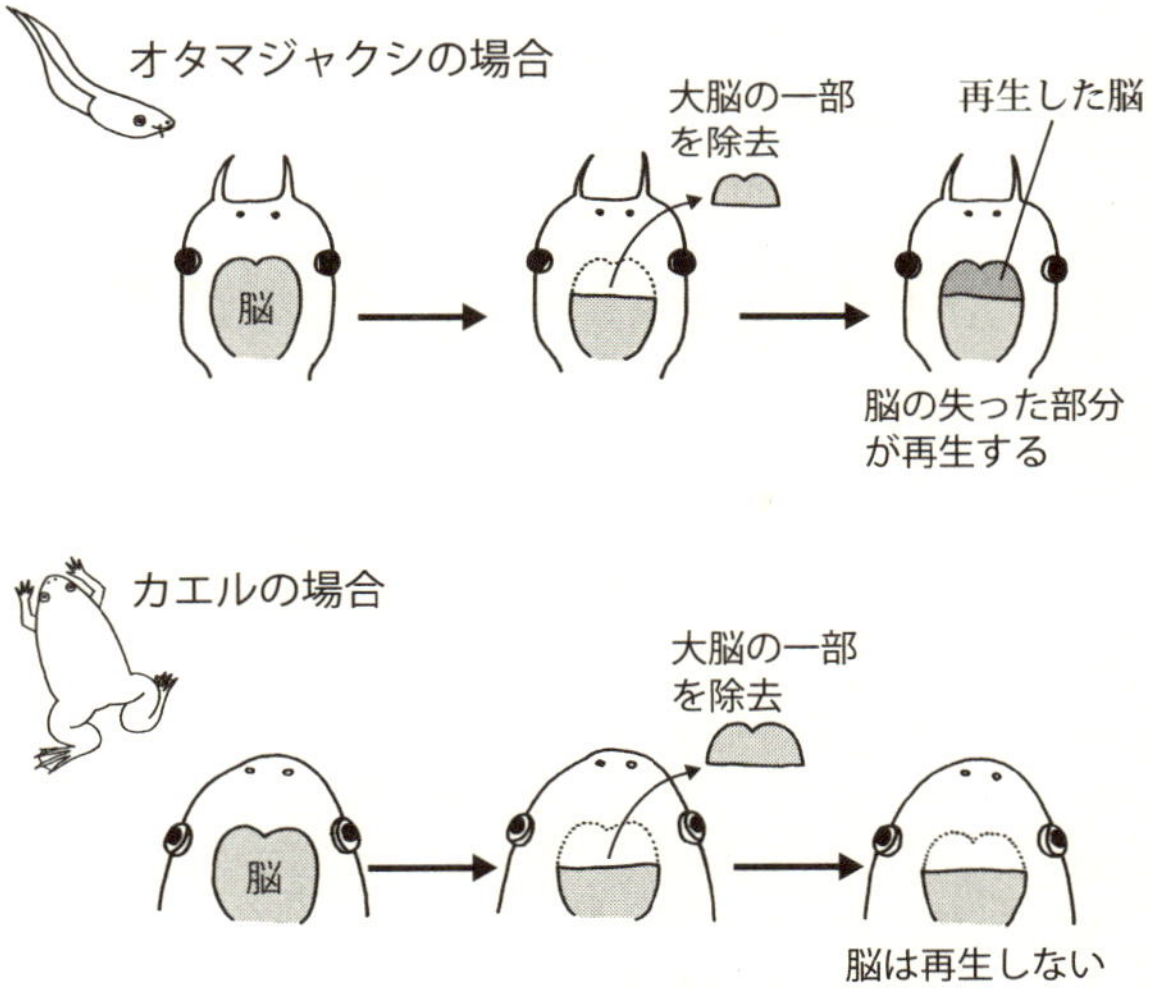
オタマジャクシの場合
大脳の一部を除去
再生した脳
脳
脳の失った部分が再生する
カエルの場合
大脳の一部を除去
脳
脳は再生しない

図7－6　アフリカツメガエルの脳再生

のつくりが複雑化していくにつれて低下したこととは、なんらかの関係があるのかもしれない。

　生物が進化の過程でもともとは持っていた強い再生力を失うことと引き換えに、複雑に発達した身体を手に入れたのだとしたら、複雑な身体を再生させることは生物学的には不可能な、ない物ねだりになる。そう考えると、なぜヒトは再生できないのかという研究が、単なる生物学的興味以上に重要なものであることがわかる。

　また、前章で述べた細胞分裂が止まらなくなる「がん」の原因となっている遺伝子には、発生・成長や細胞の更新などに必須な遺伝子が多いことがわかってきている。正常に働いている限り、有益な遺伝子ではあるが、どんな遺伝子でもある確率で変異することが、生物が進化する原動力になっている以上、がん遺伝子もある確率で病気の原因になるような変異を起こすことは必然となる。これも避けられない代償のひとつだろう。

とはいえ、食べ物やニコチン・タール、カビ毒などの発がん性化学物質などとの接触に注意し細胞が生活する体内の環境を維持することで、がん抑制遺伝子がきちんと働けなくなったり、がん遺伝子が暴走したりするような変異の出現は、最小限に抑えられる。ヒトの身体にある遺伝子のネットワークは高度に精密・複雑化しているため、コントロールすることが難しいとはいえ、がんの出現を抑える努力は無駄にはならないのだ。

複雑な身体と引き換えに再生能力を失い、細胞がすみやかに増殖し成長や分化する能力と引き換えに、がん化の危険性を引き受ける。驚くほどうまくできていると感嘆すると同時に、その制約の頑固さにあきれてしまう思いをすることもあるのが進化の真実だ。どんなに不都合に思えても、それを代償として手に入れた有利さが必ずあるのが進化のルールでもある。生物である以上、ヒトもこの制約から逃れることはできない。

第8章

先端医療はヒトの進化を妨げるか

生物の進化は、遺伝子の突然変異とそれによって性質の変化を起こした生物が、環境によって選択されることで起こるプロセスである。今や人類の科学は遺伝子を自由に操作し、希望の性質を持った受精卵や初期胚を選別できるところまで発展してきている。つまり、科学が生物進化のプロセスに介在できるようになってきたのだ。

最新の科学・技術を受けて発展しつつある先端医療が、生物進化に対してインパクトを与えうる存在になってきたことを受けて、先端医療と来るべきヒトの進化の関係を整理してみたい。

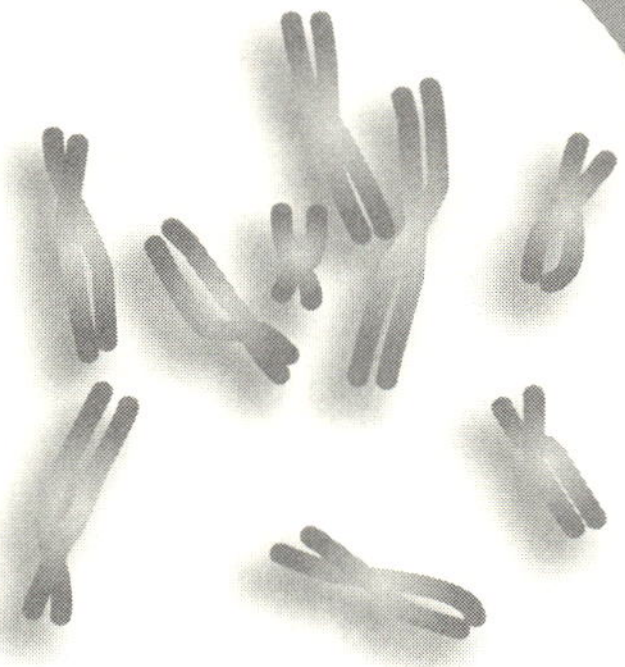

先端医療とは

医療は今も日進月歩で発展を続けている。自然にある薬草を利用することから始まったと考えられる医療には、試行錯誤の蓄積によって得られた経験的技術をもとに開発された治療法や予防法が多い。

たとえば、世界初の「ワクチン」が用いられた天然痘もそうであった。ジェンナーが、主にウシがかかる天然痘である、牛痘にかかったヒトの患者の水疱から取った液体を少年に接種し、天然痘の予防に成功したとき（一七九六年）、天然痘の原因であるウイルスはおろか、その他の病気を引き起こす細菌（病原菌）すら発見されていなかった。コッホが初めて炭疽の病原菌が炭疽菌であることを証明したのは、それから八〇年後の一八七六年のことである。

新しい医薬品や医療技術は、開発された時点ではつねに「先端医療」であり、実験的であると同時に恩恵を受けられる人の範囲は狭く、誰でもが簡単に利用できる状況にはない。今では世界中で広く使われるようになった抗生物質も、発見当初は生産量も少なく値段も高い薬剤だった。

腎臓の代替機能を果たす人工透析装置（人工腎臓）も開発当初は、値段が高いだけではなく絶対数が少なかったため、米国では誰がその技術を使うべきかという順位づけが実施されたという歴史すらある。

	先端医療技術	適用される疾患
すでに行われているもの	臓器移植	心臓、肝臓、腎臓不全
	体外受精	不妊症 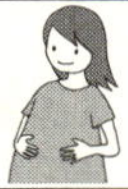
	代理母	
	遺伝子治療	遺伝病 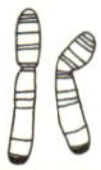
	出生前診断	
研究中	ES 細胞、iPS 細胞による再生医療、クローン臓器作成	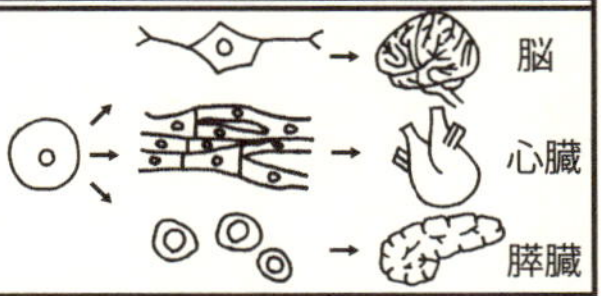

表8－1　先端医療

今の日本では、抗生物質も人工透析も公的医療保険でカバーされるものとなって、広く使われるようになったことを考えると、こうした大きなインパクトを持った新しい医療で、その後世界全体で広く使われていくことが期待されるものこそが先端医療と呼ばれるにふさわしいだろう。

先端医療の現場では、新しい生化学技術や遺伝子テクノロジー技術を駆使して次々と新薬が登場している。また、ヒトの免疫システムをコントロールする免疫抑制剤や、電子精密工学を応用した新しいハイテク医療機器を駆使して行われる臓器移植、加えて最先端の遺伝子改変・導入技術を応用して行う遺伝子治療など、開発と応用が渾然《こんぜん》となって進行している。

さらに、生殖補助医療の発展は、ヒトの生物学的な親子関係を揺るがしかねないほどの勢いで応用が先行している状況である（表8－1）。

このように、日々開発される新しい医薬品、最新の分子細胞生物学技術の応用など、旧来の医療からは想像することもできなかった新しい医療が続々と登場しつつある。我々は、そうした新しい医療をすべて無条件に受け入れるのではなく、その医療を受け入れてよいのかどうか、ちょっと立ち止まって考えてみる必要があるのではなかろうか。そんなとき、ダーウィン医学の視点が役に立ってくれる。

病原体の進化速度に負けた新薬

まず、「薬を使う治療」の意味をもう一度おさらいしよう。今では誰も先端医療とは考えなくなるくらい広く使われるようになった抗生物質は、慎重な使い方をしなければまたたくまに耐性菌が出現する。そのことの危険性は、最近広く認められるようになってきたが、今後も次々と開発されるであろう新薬も、その使い方を誤ると抗生物質の轍《てつ》を踏むことになるだろう。

第4章で述べたように、細菌は非常に逞く進化しており、彼らの生存を危うくするような薬剤を安易に与えると、それを分解したり無毒化したりする能力を持ったものが急速に出現する。そう考えると、必要以上の抗生物質の使用は耐性菌の出現を促すことにつながる行為であり、患者だけではなく人類全体に対する「薬害」だとすら、いえるかもしれない。

近年、ウイルスの増殖を阻止する抗ウイルス作用を持つ新薬が次々と開発されている。しかし薬効があるとして利用が開始されると、まもなく耐性を持つウイルスが出現するのだ。インフルエンザ・ウイルスばかりではなく、エイズの原因となるＨＩＶに対する化学治療薬にも、短期間で耐性を持つウイルスが出現してきたという報告がある。

また、有効な薬剤がいろいろと開発され、広く行われるようになってきたがんに対する抗がん剤治療においても、抗がん剤に対する耐性を持ったがん細胞が出現するという報告もある。昆虫ですら、数年のうちに殺虫剤に対する耐性を持ったものが進化するのだ。

これらの事実は、ウイルスから害虫まで、増殖し進化を続けている生物に薬剤で対処するときには、手当たり次第に殺すことだけをめざしても失敗の可能性が高いことを示している。それと同時に、彼らの生活史や移動・感染経路などの生態学を理解したうえで、さまざまな薬剤を組み合わせたり、感染を物理的に阻止するなど薬剤以外の方法も取り入れたりした適用方法が必要だということも教えてくれている。医療にも生態学的視点を導入しなければならない、というのがダーウィン医学からの提案である。

コラム　抗がん剤に耐性を持つがん細胞

身体の中にある「正常な」細胞は、身体全体の中で統制のとれた分裂増殖の制御を受けており、けっして無秩序に分裂し続けることはない。つまり、がん細胞は一個体の身体という統一性から抜け出して、別の生き物として生きることを選んだ、単細胞性の寄生生物であるとみなすこともできる。もちろんがん細胞は寄生虫と異なり、新しい宿主を見つけて乗り移って生き残ることはなく、住みかであるヒトの死とともに死んでしまうので同一視はできないが、彼らの存在を考えるとき、この視点は有用である。

たとえば、最近がんの治療法として有力視されている抗がん剤は、正常細胞に対する毒性はできるだけ抑えて、活発に分裂するがん細胞だけをねらい打ちにする化学物質である。ところが、分裂を繰り返すがん細胞は、分裂を繰り返すたびに遺伝子の変異を起こし、細菌やウイルスと同じように抗がん剤に対する抵抗性を獲得するものが出現することも発見されている。これは、抗生物質耐性細菌の出現とほとんど同じメカニズムで起こっていると思われるため、抗がん剤を使うときにも抗生物質を使うときと同じ注意が必要だ。

遺伝子治療による発がん

特定の遺伝子が働かないことが原因とされている病気に対して、その遺伝子を導入することで治療するのが遺伝子治療である（図8－1）。一九九〇年代に日本を含む各国で正常な遺伝子を組み込んだウイルス（ベクター）を使って遺伝子治療を行うという試みがなされ、いくつかの

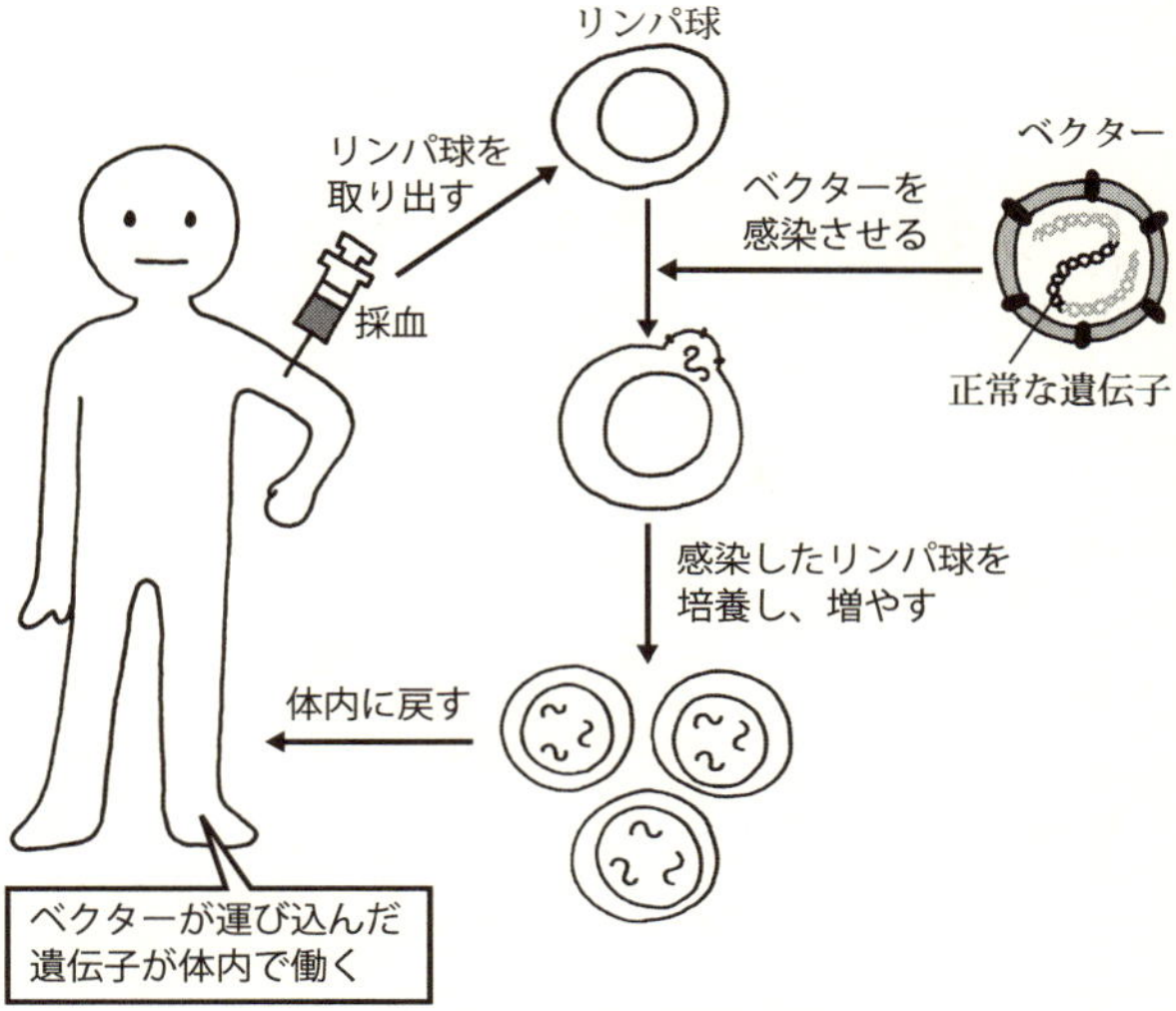

図8－1　体細胞への遺伝子治療

遺伝子が働かなくなることが原因で病気になっているヒトの細胞を取り出し、正常な遺伝子を組み込んだウイルス（ベクター）を感染させ、その細胞を体内に戻すことで正常な遺伝子の働きを復活させる治療法。

「成功例」も報告されている。

しかし、二〇〇二年にフランスで遺伝子治療が原因と思われる白血病（白血球のがん）が発生したため、現在は世界的にこの治療にためらいが生じているという状況である。これは、治療のために用いたベクターが、患者の細胞の中へ運び込んだ遺伝子を遺伝子DNAの中にもぐり込ませるタイプのものだったため、もぐり込む場所が不適切だった場合に患者の遺伝子の一部を破壊し、それが原因となって細胞ががん化したのではないかと疑われている。

ウイルスは、もともと自分が増殖するためにヒトの細胞を利用する性質を持っているものであり、前にも述べたようにヒトの細胞の中で急速に進化して、さまざまな性質を持つ新しいウイルスを作る可能性がある。したがって、導入する前には安全性が確認されていたウイルスでも、体内で想定外のものへと進化してしまう可能性もありうる。まだまだウイルスを医療目的に使う前に研究しなければならないことは多い。

もちろん、遺伝子治療はそれ以外に治療法が見つからない重篤な疾患に対してのみ行われ、しかも改変された遺伝子が子孫へと受け渡されることがないように、生殖細胞に対する遺伝子治療は行わないというコンセンサスが世界的に得られているので、現時点では改変された遺伝子が生殖過程を通じてヒトの今後の進化へと影響を及ぼす可能性は排除されている。

しかし、同じ技術が生殖細胞へも適用可能なことを考えると、治療法の開発をするだけではなく、その技術の運用をコントロールする体制も同時に確立しておく必要があるだろう。

移植医療と拒絶反応

臓器移植というのは、体内に他人の細胞を入れるということなので、ヒトの免疫システムをコントロールしないとうまくいかない。今まで出会ったこともない細菌やウイルスに対しても反応できるヒトの免疫システムは、ひとつの身体の中で体細胞と同じゲノムを持った生殖細胞だけに生殖することを許し、ほかの生物にはそこで子孫を作ることを許さないために進化してきたしくみである。そのため、たとえ病気を治すという理由で移植された臓器でも、身体を構成するほかの細胞と同じゲノムを持っていないならば拒絶される。

このような場合に、自分の細胞と他人の細胞を見分けるための目印となっているのがMHCというタンパク質である（81ページ参照）。基本的には、臓器のドナーと移植を受けるレシピエントの持つ、すべてのMHCタンパク質が一致しないと移植は成功しない。

MHCはA、B、C、DP、DQ、DRなど複数ある遺伝子の総称であり、さらにそれぞれの遺伝子には人によって少しずつ異なるたくさんの型がある。そのため、一卵性双生児を除くと任意に選んだ二人の人が持つMHCタンパク質のすべてが一致するという確率は限りなくゼロに近い（図8－2）。

しかし、とくに重要ないくつかのMHCタンパク質さえ同じ型であれば、それほど激しい免疫反応が起こらないということも知られており、それらの型がある程度一致した場合には「免疫抑制剤」を使って拒絶反応を抑えることで、移植を成功させることができる。

もちろん、免疫抑制剤を投与されている患者の免疫能力は低下するので、結果的にさまざまな感染症に対して感受性が高まる。とはいえ、臓器移植は移植をしない場合には生存が危ぶまれるケースに対してのみ行われるものなので、それを成功させるために免疫能力をある程度犠牲にす

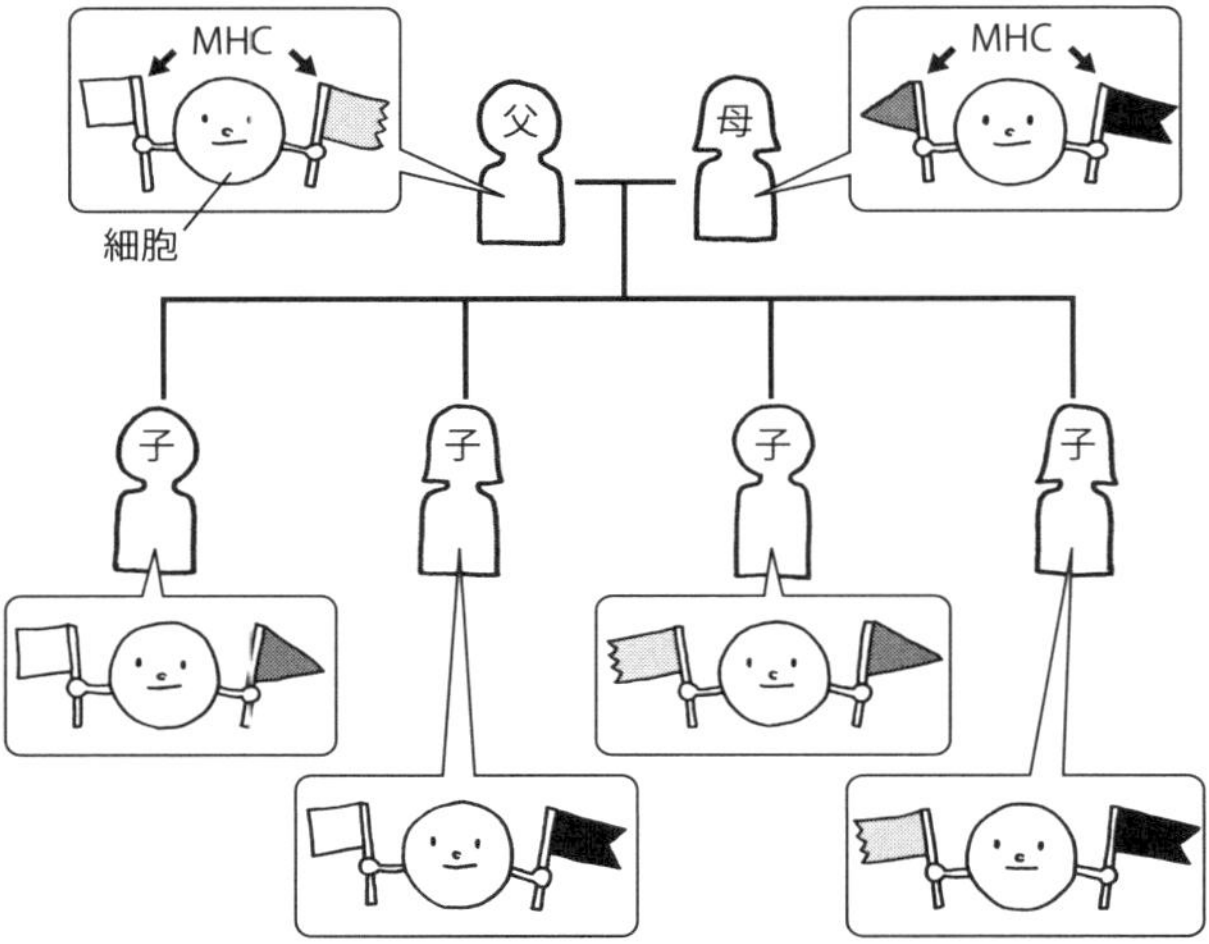

図8－2　MHC合致の難しさ

MHCの遺伝子には複数の種類があり、それぞれの遺伝子について各個体が異なる型を持っているため、親子や兄弟姉妹でもすべてのMHCが合致する確率は低い。

るというのは、ヒトが選択したトレードオフといえるのかもしれない。

ただし、ヒトが何億年という進化の歴史の中で獲得した免疫システムという「自己と非自己」を見分ける能力をあっさりと抑制してしまうこの治療法に対しては不安もあり、予測もしていなかった副作用が起こる可能性について監視を続けていかなければならない。

さらにまた、型が合う臓器のドナーが少ないこと、臓器売買という倫理的問題が起きていることなども考えあわせると、この技術はこの先それほど広まらずに、新しい再生医療などに取って代わられる過渡的医療となる可能性もある。

生命の連続性を無視した生殖補助医療

生殖補助医療が劇的変化を遂げるきっかけとなったのが、一九七八年にイギリスで誕生した初の体外受精児「試験管ベビー」である。それまでは、ヒトの卵子と精子を体外で受精させることはできず、不妊治療といっても、母親となる女性によって排卵された卵子を本人の輸卵管内で受精させ、そのまま子宮に着床するのを待ち、自然な妊娠に期待するしかなかった。

もちろん、ホルモン剤を使って排卵を促進したり、人工的に採取した精子を子宮・輸卵管内に導入したりして「人工授精」させることはできたが、あくまでも自然に起こる受精を助けることしかできなかったのである。

ところが、生殖生物学の急速な進歩により、それまで不可能だった哺乳類の卵子と精子の体外受精、そして受精卵を着床前まで育てることも可能になった。さらに、この成功と並行して、適切なホルモン処理を行うことによって、任意の女性の子宮に受精卵を着床させて発生を続けさせる技術も確立した（図8－3）。つまり、卵を提供する女性と受精後にそれを子宮内で育てる女性が異なることも可能になったのである。

こうした技術が開発された結果、生物の性質としてもっとも基本的なものである、遺伝子（ゲ

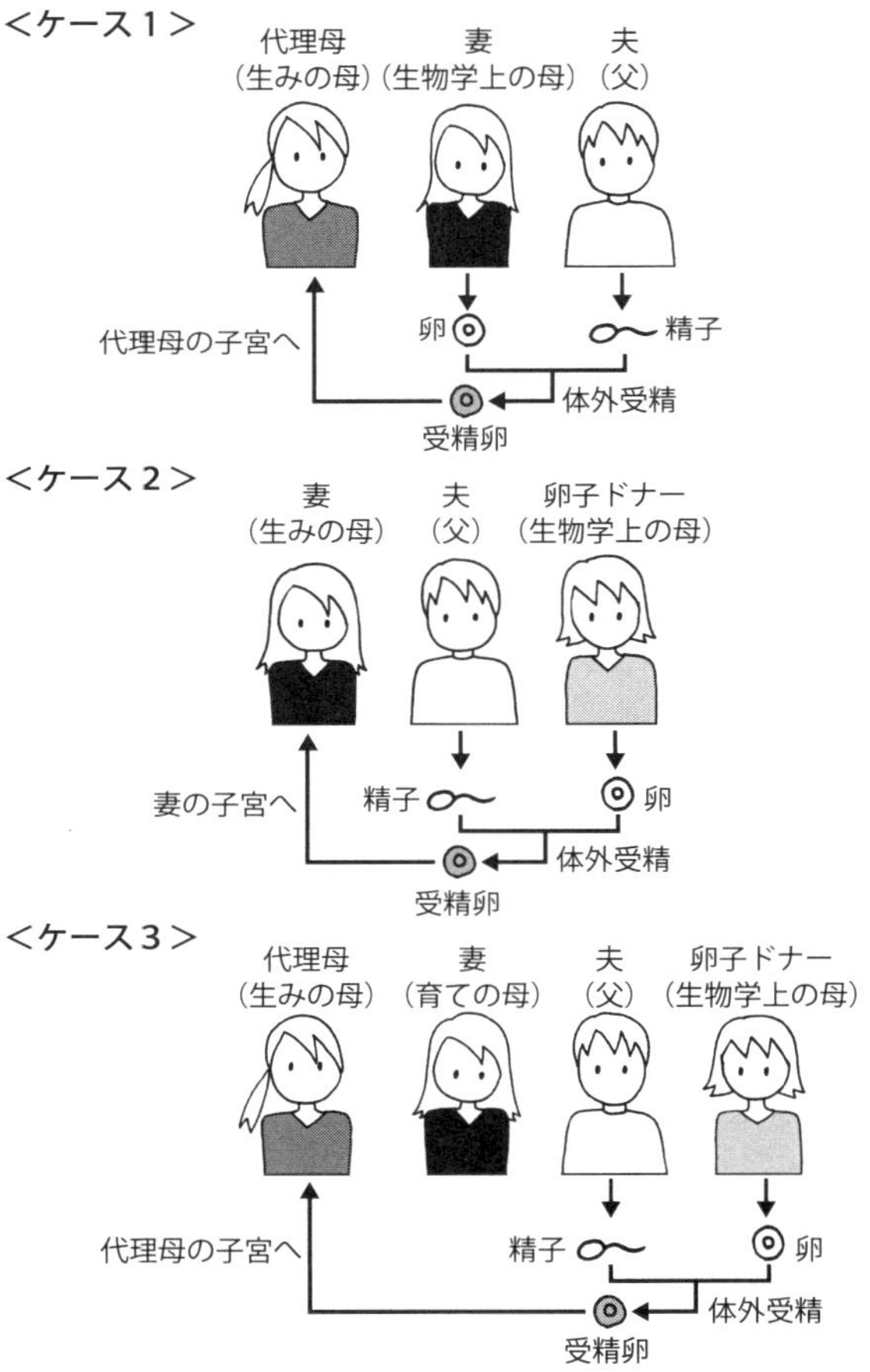

図8－3　体外受精と代理母

卵子と精子を体外受精させた受精卵を、任意の代理母の子宮で妊娠させることができるようになったので、卵子と精子と子宮の関係はここに示した3つ以外にも、さまざまなケースが可能となり混乱を深める原因となっている。

ノム）の連続性と生殖活動が切り離されてしまうこととなった。生物学的に考えるならば、遺伝的にまったく関係のない女性のお腹を借りて胎児を育てるということは、寄生ということである。逆に、お腹を貸して子供を生む女性から見ると、自分の身体という「資源」を他人の遺伝子を子孫に伝えるために使うことになる。

免疫のしくみがありながら、どうしてこのようなことが可能なのだろうか。もしも子宮で免疫反応が起こるならば、父親の遺伝子を半分持っている胎児は母親から見ると「自分と異なる遺伝子を持っている非自己」ということになり、胎児は母親の免疫システムの攻撃を受けて生きていくことはできなくなる。

そこで、哺乳類は胎生というしくみを進化させるときに、子宮内にいる胎児は母親と異なる遺伝子を持っていても攻撃しないという性質も同時に進化させた。もちろん進化の過程において、母親の遺伝子をまったく持っていない胎児などという存在はありえなかったので、母親は胎児を免疫学的に攻撃しないという性質だけを進化させたということになる。

もしも、母親のゲノムを持たない胎児の着床は許さないという性質があれば、自分の遺伝子を受け継がない胎児を育てる借り腹などということはできないが、哺乳類の歴史において自分とゲノムを共有しない胎児が出現したことはないので、そのような性質も進化しなかったのだ。

ここまで本書を読み進んできた読者にはおわかりになるだろうが、「代理母」による出産は生物が長い進化の時間を経て受け継いできた、遺伝子と生殖細胞の連続性を断ち切ってしまうという重大なできごとである。進化という観点から見ると、昨今の生殖補助医療は生物の連続性を無視した驚愕の医療へと発展しつつあるように思える。

極端なたとえ話をすると、自分の子供は残さずに他人の子供を懐胎するというプロの女性が出現することを考えてみればよい。ハチやアリなどのように進化によって、卵を生む女王と生まないワーカーが分離したわけではないのに、先端医療がそれを可能にしてしまったのだ。まだまだ実験的な段階とはいえ、これが広まるとヒトの進化に対して今までどおりの自然選択が働かなくなる恐れもある。この技術に関しては倫理問題として社会的関心は高いが、このようなダーウィン医学の観点からの議論もなされるべきだろう。

出生前診断による人為的胎児選択

体外受精した卵子を試験管内で培養し、卵割した細胞が八個以上になったときに、そのうちの一個を取り出しても、残り七個の細胞からなる受精卵を子宮に着床させれば、正常な胚として育てることができる。遺伝子技術の発展により、この一個の細胞の遺伝子を調べることで、特定の病気の遺伝子や染色体異常があるかどうかがわかる。このように、出生前に遺伝子を調べることを一般に出生前診断という。この例では受精卵を用いているので、とくに受精卵診断と呼ばれて

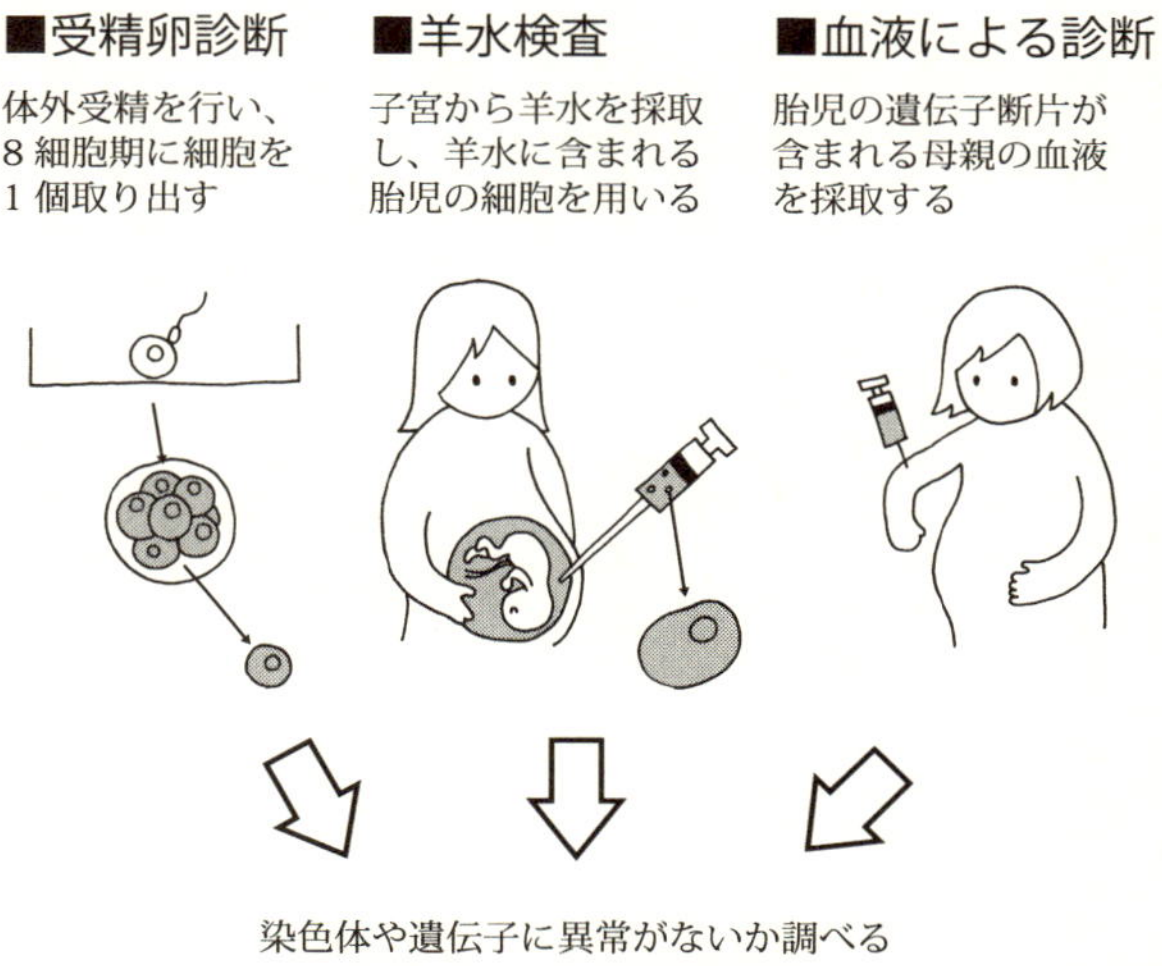

図８－４　出生前診断

いる。その診断の結果、遺伝子に変異がないものを選別して着床させることで、出生後に発現する遺伝病や先天性疾患の一部を回避することができる（図８－４）。

体外受精をしなくても、胎児がある程度育った後で、胎盤の細胞や羊水中に浮かぶ細胞を取り出して診断する技術は以前からあった。しかし、このような出生前診断は胎児の近くに針を刺して細胞を取り出すために〇・五パーセントくらいの流産のリスクを伴う検査であり、両親が特定の遺伝病遺伝子を持っているときや、母親がとくに高齢出産であるという場合以外にはあまり行われていない。

二〇〇八年には妊娠した母親の血液中に胎児の遺伝子断片があることが発見され、母親の血液中にある遺伝子断片を調べることで、胎児に対してもまったくリスクなしに、出生前診断が可能なことが示された。

出生前診断によって、あらかじめ重篤な先天性の疾患が予想されるときには、胎児および母親を含めた家族の福祉のために、生まないという選択が行われることには同情的意見が多い。しかし、出生前診断をするということは、今までならば自然選択によって行われていたことにヒトが介入し、人為選択となりうることに注意しなければならない。

自然選択によって起こったことは地球における生物の進化である。一方、人為選択によって作られたものにキャベツやイヌ・ネコの品種がある。もちろん、ヒトがヒトを選択するとしても野菜や家畜を選別するような恣意的なことは行わないと信じたいが、我々が現時点で持っている知識で「良い遺伝子」や「悪い遺伝子」を判断して、それを持っている子孫を選別することはやはり危険なことだと思われる。

なぜなら、第6章で見たように、研究が進むにつれ、病気の原因だと思っていた遺伝子変異がたくさんの子供を生む働きを持っていたり、がんの発生を抑えたりする働きがあることがわかってくる例もある。また、病気の遺伝子を排除するはずだった出生前診断が、優秀な遺伝子を持った子を選別するための手段になる危険性も出てくるからである。

出生前診断は選別をするだけといういわば消極的技術であるが、技術が進歩すれば自由自在に遺伝子を操作する技術が開発されることも予想される。とくに、生殖細胞を作るときに起こっている相同遺伝子交換を人為的に行う積極的技術が開発されれば、病気の遺伝子ばかりではなく、あらゆる遺伝子を自由に交換することができるようになる。そうなったときにその技術を医療として用いることは正しいのかどうかを、今から考えておくことは無駄ではないだろう。

また、同じ技術でデザイナー・ベビーといって、とくに病気でもないのに、特定の遺伝子を自分の好みの遺伝子に置き換えた子を作れるようになるということにも注意しておきたい。

今日に至るまで三八億年の間、自然選択にのみ任されてきた遺伝子の変化を、我々の技術で人為変化・人為選択できるようになったときに、何をしてよいのか、何をすべきでないのか、そうしたことをしっかりと把握する前に行動してしまうことは取り返しのつかない結果を生む恐れがある。先端医療の持つインパクトは、何億年もかけて受け継がれてきた地球における進化の連鎖を、ヒトが断ち切ってしまうことを可能とするくらい大きなものだということを認識しておく必要があるだろう。

第9章

老化と進化

前章でとりあげたように、人類は病気から逃れることに多大な精力を注ぎ込んでいる。それはなぜかと考えると、やはりヒトが死を強く恐れているからだろう。

しかし、たとえすべての病気から解放されたとしても、ヒトは死から逃れることはできない。それを強く認識させるのが、老化という現象だ。老化は病気ではないが、老化の先には死がある。できれば、老化も死も拒否したいという願いが生み出した物語が不老不死であろう。

ここではヒトはなぜ老化するのかについて、寿命や死も含めて、ダーウィン医学の視点から考えてみたい。

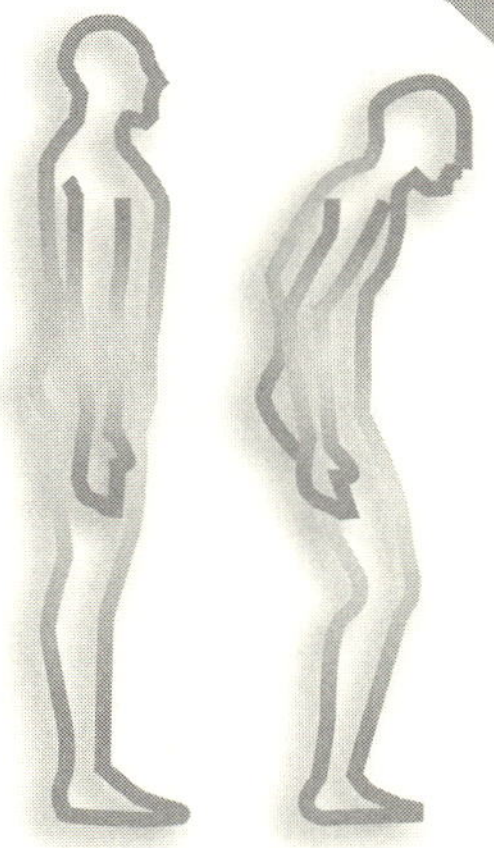

ヒトの老化と寿命

人々の忌み嫌う老化とは、主に加齢に伴い低下する身体の生理機能を指している（図9－1）。老化は年齢とともに徐々に進むさまざまな過程を総合して指すもので、個人差が非常に大きいのも特徴のひとつであるが、誰もそれを免れることはできない。

最初に訪れる老化の兆候は、筋肉や骨格そしてもちろん中枢神経系を駆使した運動能力であり、スポーツ選手を見るとよくわかるように、二〇代でピークを迎え三〇代になると衰えはじめる。ほぼ同時期に、肌や頭髪にも老化が見られることも普通で、四〇代くらいまでには多くの人が視力や聴力の衰えを認識するようになる。同時に内臓諸器官の機能にも低下が見られる傾向が出てくる。そして、さまざまな病気にかかりやすくなるのも老化の大きな特徴である。

このように見てくると、老化そのものが死の原因となるわけではないが、病気にかかりやすくなり、さまざまな身体機能が低下することにより若いときよりも死ぬリスクが高くなるのが、老化というものである。

また、老化とともにがんなどの疾患の原因ともなる遺伝子変異が起こりやすくなる。そうしたことを意識して、ダーウィン医学の視点からは、遺伝子やタンパク質を傷つけ、老化を早める原因となる恐れのある食物や化学物質、紫外線を含む放射線などから遠ざかる予防医学的な生活を送ることを勧めたい。

ところで、ヒトは生物学的に何歳まで生きられるのだろう。ヒトの年間死亡率は三〇歳くらいからは年齢とともに指数的に増加し、九〇歳を越えると一〇パーセントを越え、一〇〇歳以上では三五パーセント以上になる（図9－2）。その結果、生存者数も年齢に比例して少なくなり、九〇歳を越える高齢者の数は急速に少なくなる。

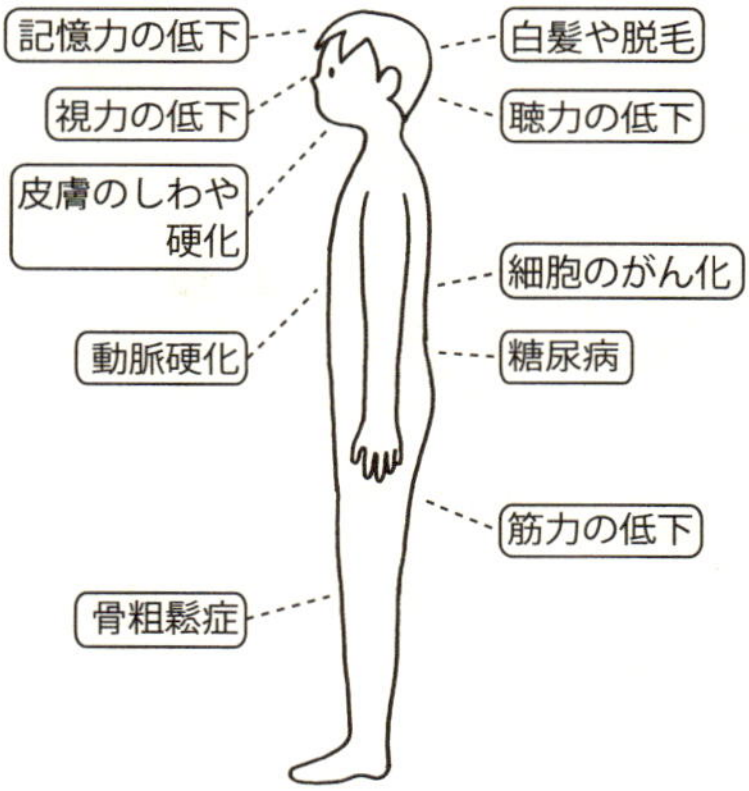

図9－1　老化現象

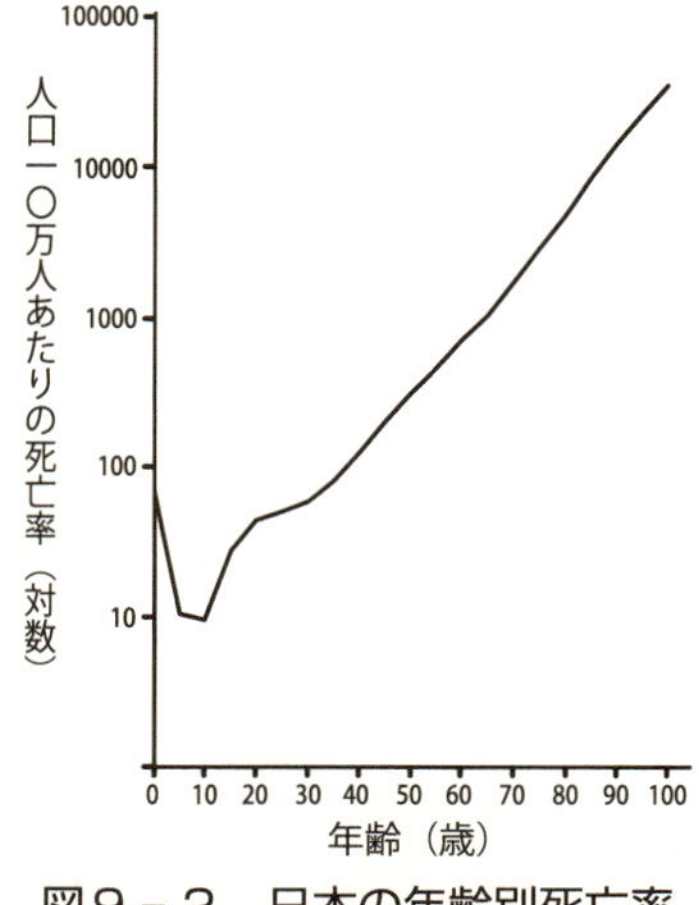

図9－2　日本の年齢別死亡率

厚生労働省・平成18年度人口動態月報年計より作成

日本人の平均余命は、第二次世界大戦後急速に延びて、一九四七年には男性五〇・一歳、女性五四・〇歳だったものが、一九七七年には男性七二・七歳、女性七八・〇歳、二〇〇七年には男性七九・二歳、女性八六・〇歳となっている。

この平均余命の延びに医療が大きく寄与したことは間違いないが、ヒトの最高齢者の年齢を引き上げることはできていない。日本では、高齢者の人数は確実に増えており、一〇〇歳まで生きる人も珍しいとはいえなくなってきたものの、一二〇歳を越える人がきわめて例外的な存在であることに変わりはない。

また、高齢化したヒトの死因を見てみると、がんは六〇代を越えるころから減少し、ちょっとした風邪をこじらせて肺炎になったり、食べ物が喉につまったりというような不慮の事故や、原因不明の「老衰」によって意外とあっけなく死んでしまうということが多くなってくるのが特徴である。

老化の生物学

生物学的に見ると、老化は個体レベルで観察される現象である。一個の細胞で個体として生きている細菌や原生動物には、何千年も何万年も時には何億年も細胞分裂を続けているものもいて、それらには細胞レベルでの老化はほとんど見られない。

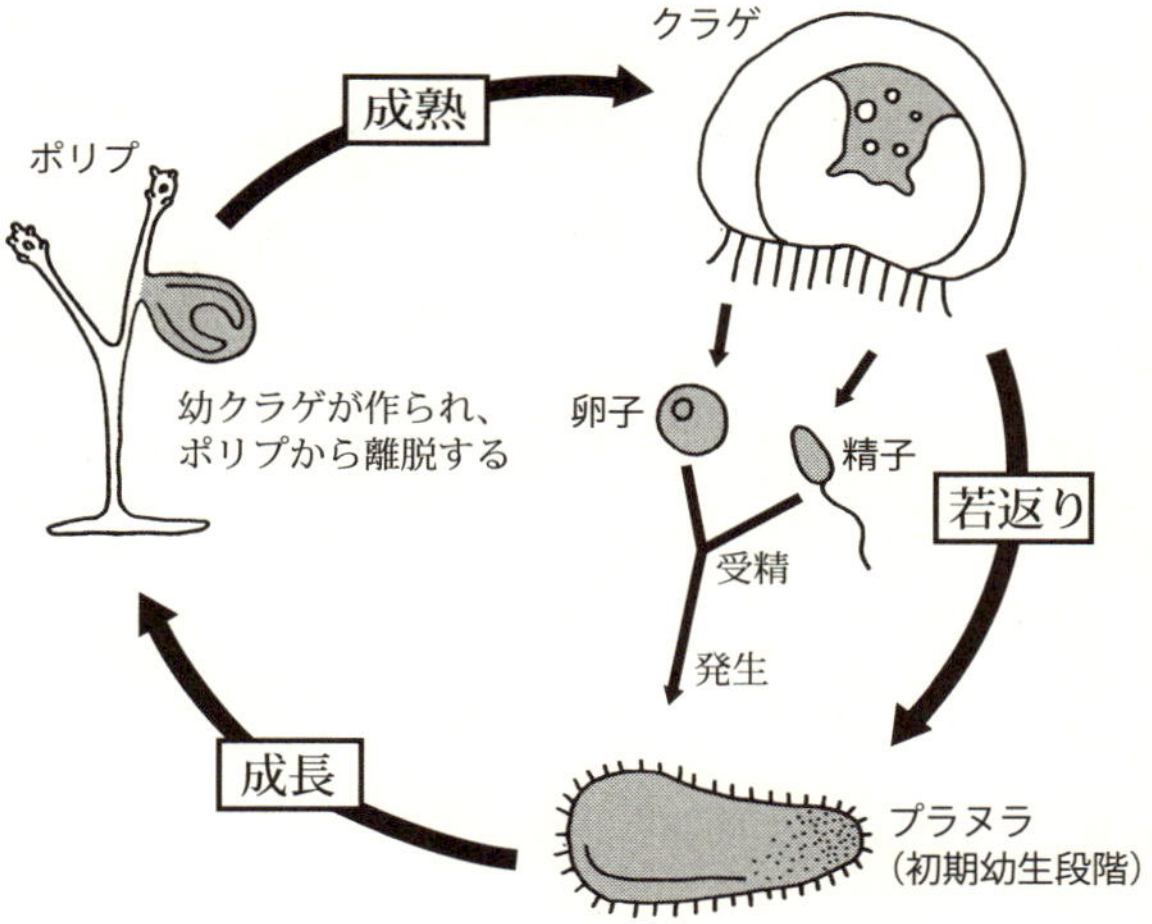

図9－3　不老不死のベニクラゲ

しかし、なかにはゾウリムシのように何回か分裂を続けると分裂能力を失うものがいて、それが細胞レベルで見られる「老化」だと考えられることもある。ゾウリムシの場合は分裂を停止した細胞同士が接合して減数分裂してできた二つの核のうちひとつをお互いに交換し、接合状態からふたたび分離するという有性生殖に似た行動を取ることで、また分裂能力が回復する「若返り」が起こることが知られている。

つまり、ゾウリムシに見られる分裂能力の低下は、回復可能なものであり我々の身体に不可逆的に起こる老化とは異なるものと考えられる。このように、老化については単細胞生物と多細胞生物は、単純に比較することはできない。

多細胞生物の中にも、老化と若返りを繰り返す不思議な動物がいる。ベニクラゲというクラゲの一種は、環境が悪くなると発生と逆のプロセスを経て、プラヌラという初期幼生の段階にまで退化する。そして、また環境がよくなると発生のときと同じようにポリプを経てクラゲが作られる（図9－3）。この過程が何度でも繰り返されるので、ベニクラゲには個体としての老化による死がないと考えられている。

樹木は長生きするものが多く知られており、日本では縄文杉と呼ばれる屋久島のスギが、樹齢三〇〇〇年くらいといわれている。これだけでも、生物の個体年齢としては破格なものであるが、最近スウェーデンのツンドラ地帯で九五五〇歳のマツ（Norway spruce：ノルウェーエゾマツ）が発見された（図9－4）。ただし、九五五〇歳なのはこのマツの根の部分で、そこから伸びている木として認識される部分の年齢はせいぜい六〇〇〇歳と縄文杉よりも若い。

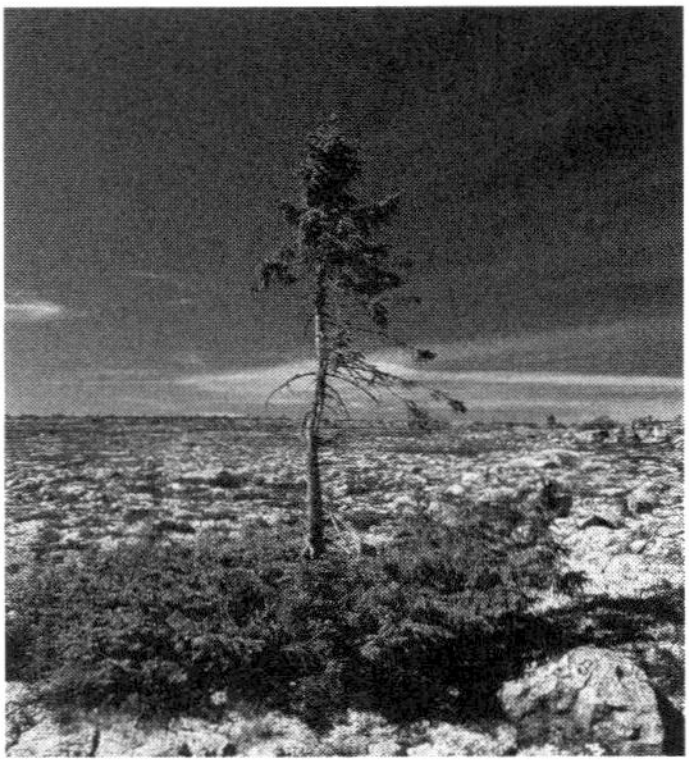

図9－4　9550歳のノルウェーエゾマツ

Leif Kullman SCANPIX/PANA

樹木の場合はこのように、古い幹が死んで朽ち果てたとしても、根から新しい幹が生えて生き続けるということもよくある。こういう植物では、個体としての老化は起こっていないか、たとえ起こっているとしてもきわめてゆっくり進むと考えられる。

このような例外的存在を除くと、身体のサイズが決まっている多細胞動物では、多くの細胞が成長の停止とともに分裂能力を失う。個体レベルでも、多くの動物は生殖時期を終えると顕著な老化が見られる前に、死ぬか天敵に襲われて殺されてしまうが、例外的に天敵を持たないヒトにおいては多くの個体が老化を経験する。

ヒトは加齢とともにさまざまな組織において細胞数が減るが、なかには一生の間分裂能力を維持している組織もある。若いときに比べると分裂頻度は低下するものの、皮膚や消化管、血液の中には死ぬまで細胞分裂能力を持ち続ける幹細胞があり、ヒトが死ぬまで失われた細胞を補充して「再生」し続ける。定義からいうと、こういう組織はあまり老化しないということもできる。

また、ヒトにおいても細胞レベルで考えてみると次世代の子供のもとになる生殖細胞（卵子・精子）は受精することで生き続け、受精卵はさらにまた次世代の生殖細胞を作るもとの細胞となる（78ページ図４－６参照）。つまり、生殖細胞の系列を考えると、生命の発生から三八億年間、一度も死んでいないわけでまさに不老不死である。そう考えると、老化し死んでいくのはあくまでも、ヒトという個体レベルのことであって、生殖細胞には老化というものがないと考えられる。

では、老化する身体では何が起こっているのだろうか。

早老症

老化に伴って起こっていることはあまりにも多面的であるため、老化というものを科学的・生物学的に扱うことはなかなか難しいが、疾患が老化のしくみを明らかにする手がかりになることがある。

ウェルナー症候群と呼ばれる病気がある。日本人に多い遺伝性疾患で、二〇～三〇代から急速に老化現象によく似た症状が出るので早老症と呼ばれることもある。白内障、白髪、脱毛や皮膚のしわや硬化が、年齢に比して極端に早く現れるだけではなく、糖尿病や動脈硬化、がんなどが多発する。遺伝性の疾患なので、その原因遺伝子を明らかにすることで老化現象のしくみが明らかになるのではないかと期待された。

発見されたウェルナー症候群の原因遺伝子は、DNAの二重らせんをほどいて一本ずつにする働きを持つヘリカーゼという酵素を作る遺伝子で、DNAの複製や修復、さらにRNAの転写などに関わるものだった。この発見により、ウェルナー症候群は八番染色体にあるこの遺伝子が二つとも破壊されていると発症する、劣性の遺伝病であることが明らかになった。

この遺伝子が破壊されていても、すべての細胞がただちに働きを失ったりするわけではないが、年齢を重ねるとともにDNAのあちこちに損傷が蓄積することで、細胞が正常に活動できな

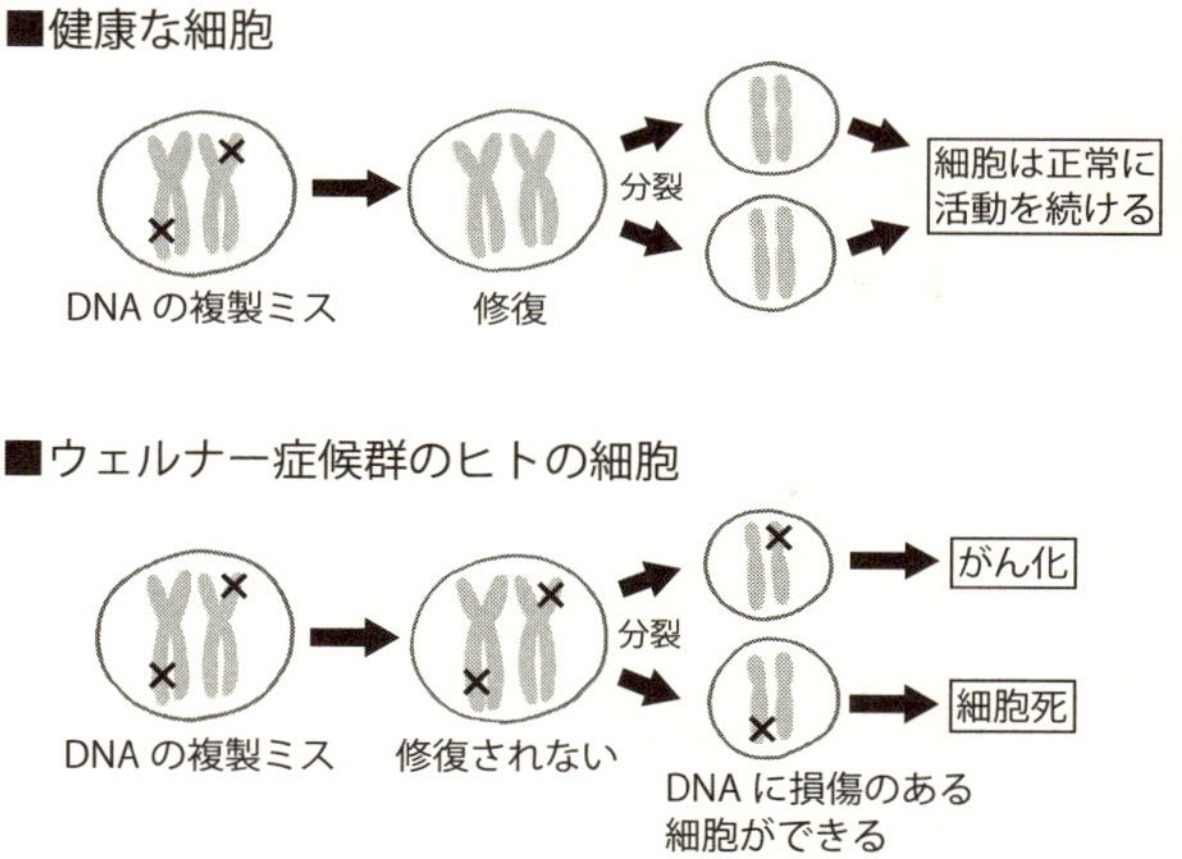

図9－5　ウェルナー症候群

くなってしまうのである（図9－5）。

ところが、病気ではなく普通に老化した人においてこのヘリカーゼの働きが不全になるという証拠はない。症状は似ていても、メカニズムは同じではなかったということになる。しかし、この発見は、DNAの修復の失敗やタンパク質の酸化などが蓄積することが老化の原因となるという古くからある考えを支持する例のひとつとなっている。

老化を促進するかのようなこの遺伝子変異が現在まで残っている理由として、この疾患では生殖年齢を過ぎてからの発症が多いということが考えられる。たとえ生存に不利な性質だとしても、それが発現するのが生殖年齢を過ぎてからだとすると、子孫を残すことにはそれほど大きな障害とならないのだ。とくに、現代は二〇代になってからの出産が多いというものの、我々の先祖の時代には一五歳くらいからが生殖年齢だったことを考えると、ありうることだと思われる。

また、ハンチンチン遺伝子のようにこの変異を持っていることが多産につながるとか、ダウン症候群の場合のようにがんにかかりにくい性質を持つ可能性があるのかもしれず、今後の解析が待たれる。

寿命を決める遺伝子と老化

いくら個体差が大きいといっても、一二〇歳を越えて生き続ける人はまずいない。ヒトに平均寿命があるように、どんな生物でも平均的な寿命というものが決まっている（図9－6）。昆虫は、卵を生み繁殖すると成体は死んでしまうものが多い。また、秋になると海から川に上ってきて生殖するシロザケは、川で生まれてから海に下ったあと、外洋で三年から四年かけて成長して生まれた川に戻り、繁殖するとともにすべての個体が死んでしまう。

こういう生物では、目に見える老化を経ることなく生殖と同時に死ぬという遺伝的なプログラムがあり、寿命を決める遺伝子があると考えられる。同じように、ヒトを含めたほかの生物でも寿命を決めている遺伝子があるのではないかと考えて研究が行われている。

寿命を決める遺伝子は、寿命の短い動物を使うと研究がしやすいので、エレガンスと呼ばれる

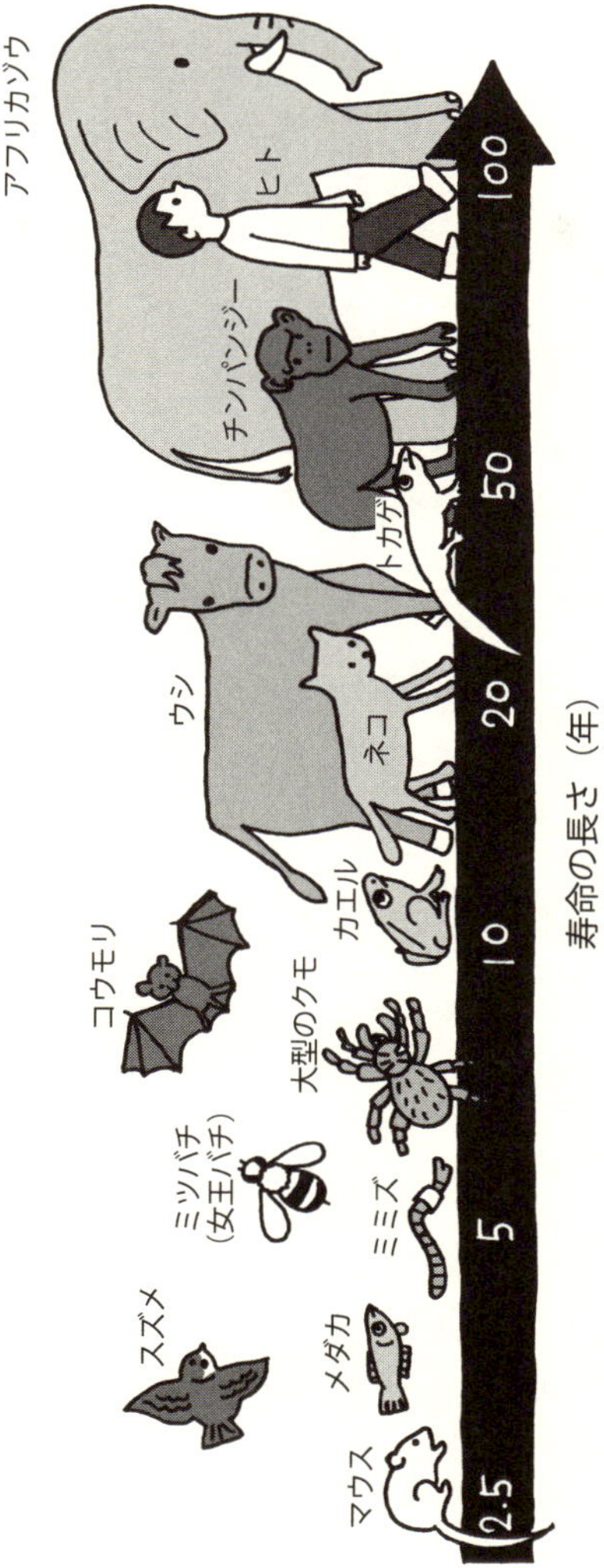
アフリカゾウ
ヒト
チンパンジー
トカゲ
ウシ
ネコ
カエル
コウモリ
大型のクモ
ミツバチ
（女王バチ）
ミミズ
スズメ
メダカ
マウス
2.5
5
10
20
50
100
寿命の長さ（年）

図9－6　生物の寿命

小さな線虫（寿命二〇日）やショウジョウバエ（六〇日）、マウス（二～三年）を使った研究が多く行われ、その結果、いくつかの寿命に関係した遺伝子が見つかっている。その中のひとつ、ヒトのインシュリンあるいはそれとよく似たホルモンの情報を細胞の中に伝える働きを担うdaf-2やage-1といった遺伝子は、初めに線虫で発見されたが、ショウジョウバエやマウスのみならずヒトも持っていることがわかった。

それればかりではなく、線虫やショウジョウバエ、マウスにおいては、この遺伝子変異によりホルモンの情報の流れが阻害されると、寿命が二〇パーセントから二倍くらい延長するというのである。残念ながら、ヒトではそのような報告はない。

ちなみに、ショウジョウバエやマウスにおいては、同じ遺伝子変異で生殖能力が低下するという報告もある。

また、ショウジョウバエや甲虫の一種で行われた研究によると、早く成長してたくさん卵を産む系統の寿命は短く、ゆっくりと成長して少ない卵を産む系統の寿命は長くなる傾向があるという。ここで挙げたいずれの例においても、生殖と寿命に相反する傾向があることが見てとれるのは、生物というものが生殖するまでは生き続けなければならず、逆に生殖が終わったら生きている必要がないということを意味していると考えることもできる。

こうした寿命を決める遺伝子を持つ生物は、目に見える老化が始まる前に生殖して、ほぼいっせいに死んでしまう。一方、老化が見られる生物ではいっせいに死ぬという現象はけっして起こらないことを考えると、寿命を決める遺伝子などというものは存在しないのかもしれない。ヒトの場合には、遺伝子によらない老化というしくみを利用することによって、少しずつ個体数が減っていくという世代交代の仕方が有利だったとも考えられる。それを支持するのが、次に取り上げる「おばあさん仮説」である。

おばあさん仮説

生殖を終えるとともに死んでしまう昆虫やサケ、植物では種を作って枯れてしまう一年草や、比較的長寿命であるにもかかわらずいっせいに開花して枯れてしまうというタケやササなどは、いくら生かそうと努力して環境を整えてもそれは不可能であり、寿命が遺伝子にプログラムされていると考えられている。逆にいうと、そういう生物の性質が進化によって選択されてきたと考えられるのである。

このように多くの生物では生殖年齢と寿命が深く関わっている一方、ヒトの場合は少し異なっており、寿命が生殖とともに尽きるようには設計されていない。男性の生殖年齢がいつまでなのかは個人差もあるようではっきりしないが、女性は排卵がなくなるので五〇歳くらいで生殖年齢が終わることがわかる。

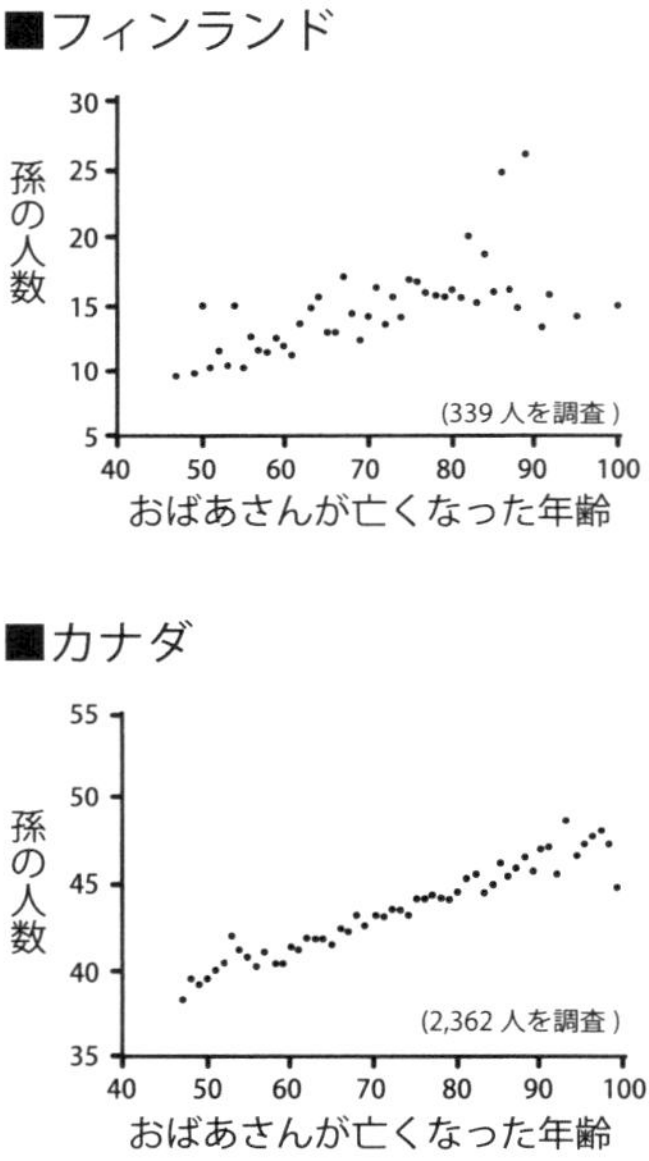

図９－７　おばあさん仮説

Nature 428, 179 Figure 1 (2004) より改変

ヒトの最長寿命である一二〇歳というのは、理想的に生き延びられたときに到達できる最高年齢であり、どんなに医療や生活環境が完備した状況でも七〇～八〇代くらいがヒトの平均寿命と考えることができる。ヒトの生殖年齢が四〇～五〇歳くらいまでだとすると、残りの二〇～三〇年は何をしているのだろう。

生物として生殖年齢を過ぎても、多くの人が生き延びる理由に「おばあさん仮説」あるいは「おばあちゃん効果」と呼ばれている現象がある。フィンランドとカナダの教会に残されたたくさんの戸籍記録を統計的に解析して得られた結果の報告によると、生殖年齢を過ぎた後に長生きした女性ほどたくさんの成人した孫を持っていたという（図９－７）。このことは、おばあさんが育児に参加することが、孫の生存率を上げたと解釈されている。

今の日本では核家族化しているので同じ結果になるかどうかははっきりしないが、日本でもつい三〇年くらい前まではそうだったように、祖父母も含めた大家族で子育てをすると、父親・母親だけの場合とは孫の生存率が違ってくるということである。生殖年齢を過ぎた「老齢個体」が存在するということが、種としてのヒトの生存にとって有利だということは再認識しておいていいだろう。

老化の生物学的意義

ヒトが生殖年齢を過ぎて老化してもなお生きることの意味は、「おばあさん仮説」で説明が可能だとしても、なぜ老化しなければならないかということの説明は、まだついていない。おばあさんの存在が有意義ならば、全員が老化などせずに長生きして孫を育てるほうが有利だということになる。しかし、おそらくそれではダメなのだ。

この章の最初に出てきた年齢別死亡率を示したグラフ（175ページ図9－2）をもう一度見てみよう。それによると、三〇代以降の死亡率が年齢とともにきわめて規則正しく指数的に増加し続けていることがわかる。これはその背景になんらかの（生物学的）ルールが存在することを示唆している。つまり、一定の年齢を越えるとヒトにおいても年齢とともに個体数（人口）が減ることがプログラムされているということである。

こうした性質は、ヒトがその進化過程で獲得したもので、ヒトという種の生存にとって意味があるはずだ。最近はどんどん遅くなっているが、ヒトの生殖年齢は一五〜二五歳くらいがもっとも活発だ（った）と考えられる。現在の三〇代というのは、ある程度の数が子孫を残し始めている年齢である。そして、最初のうちはそれほど死亡率も高くないので、大多数の人は生殖活動を継続できる。

もし、その先年齢が上がっても死亡率が増加せず、生殖活動も低下しないとすると、子供はどんどん生まれ続けるので、ヒトの数は指数的に増加し続けることになる。そうなると、個体数の増加とともに地球上の資源（主に食と住）はたちまちのうちに枯渇してしまう。その結果、生まれたばかりの個体と親の世代、さらに祖父母の世代が同じ食物や住みかをめぐって争うような状況が生まれるかもしれない。

では、もしも祖父母の世代と親の世代が争うことになったらどうだろう。この章の最初でスポーツ選手を例に挙げて述べたように、その身体能力からいって最強なのが二〇〜三〇代の子育て中の親であり、それよりも上の世代はすでに老化して体力が低下している。このことが、無駄な争いをすることなく、次世代との交代をスムーズに行わせるために有効に働く。

つまり、親による子育てと次世代への資源の譲渡を両立させるために、いっせいにではなく時間をかけた世代交代を行うためのしくみとして老化（と死亡）があると考えると、うまく説明がつく。さらに、幸運にも長生きをした祖父母が孫の保護と育成に参加することで、老齢個体が子孫の生存に貢献するという積極的意義も生じる。こうした絶妙なバランスの上に成り立っているのが、ヒトという生物の生き方なのだろう。

我々は長い進化の過程で、先祖の子孫としてこの地球上に生まれてきた。そして、その長い生命の連鎖を次世代に受け渡すためには、もちろん次世代の子孫が生き延びることができるまでしっかりと育てることが必要だが、彼らが自立できるようになったならば、彼らのために地球の資源を受け渡していくこともまた必要なことなのだ。

地球上で生物を作ることのために利用できる資源のほとんどは、すでに生物の身体として使われていることを考えると、地球上に次の世代の生物が現れるためには、それまでに生きていた生物が利用していた資源が受け渡されなければならない。つまり、前の世代の死はつねに次世代の生物への贈り物になるのだ。

おわりに

ドブジャンスキーという高名な進化生物学者が「生物学では、進化というものを考えに入れなければ、なにひとつ意味を持たない」という有名な言葉を残している。現代の生物学では、その言葉のとおり、あらゆる分野において進化が語られるようになってきている。進化の光を当てることで、それまで独自の学問分野として発展してきた医学と生物学の間の垣根が消えて生まれたのが、本書で取り上げたダーウィン医学である。

さて本書を読み終えて、少しは病気というものに対する考え方が変わってきただろうか。医師でもない著者が医学について語ることに違和感を持たれた方がいるかもしれない。しかし、ダーウィン医学の登場によって、それまで医学研究者だけが扱うことを許されていたヒトの病気というテーマが、生物学者にも開放されることになったのだと思う。

最近は「ネイチャー」や「サイエンス」といった総合科学専門誌や、生物学・進化学関係の専門誌にも病原体や病気、ヒトの進化に関する論文が増えてきている。本書の中でも新しい情報をできるだけ多く取り入れることを試みたが、ここ数年は医学と生物学とりわけ進化生物学の融合領域から次々と新発見が続いており、情報収集にそれほどの困難は感じなかった。そういう状況を考えると、進化から病気の意味を考えることは、時代が要求していたことだったようにも思われる。

日本国内でも、この一〇年ほどの間にダーウィン医学に関連した翻訳書がいくつか出版され、日本人の医師や進化学者の手になる著作も書かれている（巻末の参考図書参照）。それにもかかわらず、ダーウィン医学や進化医学という言葉は、日本ではまだまだ市民権を得てはいないように思われる。

そんな中、自分自身の筆力も顧みず、幾つかの著書の後塵を拝してダーウィン医学の入門書を書いてみようと思い立ったのは、ダーウィン医学の考え方は専門家や医師だけではなく、病気に関わる可能性のあるすべての人にとって大切だと考え、もっともっとたくさんの方に知ってほしいと思ったからだ。

我々は、病気になると治療のすべてを医師に任せてしまいがちである。考えてみるとそれもやむを得ないことで、普通の患者にとって、専門用語と複雑な検査値が飛び交う医学の世界を理解することは非常に難しい。インフォームド・コンセントとして医師からいろいろ説明を受けたとしても、どの治療を選択すべきかなどの決定を自分でできる人などそう多くはない。

本書では、細かい医学情報を得ることを通じてではなく、できるだけ医学用語を使わずに、ヒトの進化、人間社会の発展、病原体の進化を考えることで、病気とは何か、病気はなぜあるのかを理解することを目指した。病気に対する理解が進めば、病気とどうつきあったらよいかについて、自己決定する自信もついてくるだろう。

図版は、北海道大学科学技術コミュニケーター養成ユニットCoSTEPでデザインを学んだ、現役のミジンコ研究者でもある博士課程大学院生の楢木佑佳さんが担当してくれた。CoSTEPでは、専門の科学的知識を誰でもが理解できるように説明し、かつ一般の人が科学技術についてどのようなことを知りたいのかを科学者に伝えるという、双方向の「科学技術コミュニケーション」ができる人材を養成している。

楢木さんが、デザインの力で科学や技術を伝える優れた能力を持っていることは、本書の図版を見ていただけば、たちどころにわかっていただけると思う。この図版のおかげで、本書の「伝える力」が倍増したことに深く感謝する。

編集を担当してくださったのは講談社の志賀恭子さん。今回もまた、編集者の力というものをまざまざと見せつけられた。当初は迷走を続けてどうなることかと思われた原稿執筆過程であったが、しっかりとしたストーリーを持った本書へと結実したのは、ひとえに志賀さんの時宜を得た叱咤激励と卓越した編集能力の賜《たまもの》である。こういう働きを見るたびに、本というものは編集者が作るものだとつくづく思う。改めてお礼を申し上げたい。

こうしたお二人のパワーに支えられてできあがった本であるが、もともと一介の生物学者にすぎない著者が医学についてまでも議論を広げたことで、随所に間違いや思い違いが紛れ込んでいるかもしれない。もちろん、そうした点についての責任はすべて筆者ひとりにある。ただ、ダーウィン医学のような、まだ草創期にある境界領域学問では、そうしたことを恐れずに取り組む、良く言えばフットワークの軽い、多少軽はずみな人間の存在も必要だろうと思い、あえてキーボードに向かった。

本書をきっかけに、さまざまな議論が起こり、新しい学問に少しでも興味を持ってくれる人が現れるならば、充分に目的は達成されたことになる。

もっと知りたい人のための参考図書

『生物はなぜ進化するのか』ジョージ・C・ウィリアムズ 著／長谷川眞理子 訳　草思社　一九九八年
『人はなぜ病気になるのか――進化医学の視点』井村裕夫　岩波書店　二〇〇〇年
『病気はなぜ、あるのか――進化医学による新しい理解』ランドルフ・M・ネシー、ジョージ・C・ウィリアムズ 著／長谷川眞理子、青木千里、長谷川寿一 訳　新曜社　二〇〇一年
『病原体進化論――人間はコントロールできるか』ポール・W・イーワルド 著／池本孝哉、高井憲治 訳　新曜社　二〇〇二年
『人体　失敗の進化史』遠藤秀紀　光文社　二〇〇六年
『ヒトはなぜ病気になるのか』長谷川眞理子　ウェッジ　二〇〇七年
『迷惑な進化――病気の遺伝子はどこから来たのか』シャロン・モアレム、ジョナサン・プリンス 著／矢野真千子 訳　日本放送出版協会　二〇〇七年
『進化医学からわかる肥満・糖尿病・寿命』井村裕夫　岩波書店　二〇〇八年

・つわりの有用性
Profet, M., In “The Adapted Mind”, 327-365（J.H.Barkow, L.Cosmides, & J.Tooby, Ed's）, 1992
第8章
・化学療法剤に抵抗性を獲得するがん細胞
Nature 451, 1066-1067, 2008
・母親の血清による胎児の遺伝子診断
Proc. Natl. Acad. Sci. USA, Published online before print October 6, 2008, doi: 10.1073/pnas.0808319105
第9章
・9550歳のマツ
http://www.mypress.jp/v2_writers/beep/story/?story_id=1726217
・おばあさん仮説
Nature 428, 128-129, 2004

参考文献・資料

第１章

・英国国教会がダーウィンに謝罪

http://www.cofe.anglican.org/darwin/malcolmbrown.html

第２章

・褐色脂肪細胞と筋肉細胞に共通幹細胞発見

Nature 454, 947–948, 2008

第３章

・チンパンジーの薬草

http://www.sanyo.oni.co.jp/kikaku/nie/child/20041210.html

第４章

・有益な腸内細菌を攻撃しなくなる進化

Cell Host & Microbe, 4, 147–158, 2008

・スペイン風邪を生き延びたヒト

Nature 455, 532–536, 2008

第５章

・ニコチン依存症と肺がんを支配する遺伝子

Nature 452, 633–637, 2008; Nature 452, 638–641, 2008; Nature Genetics 40, 616–622, 2008

第６章

・ハンチントン病遺伝子と多産

Medical Hypotheses 69, 1183–1189, 2007

・ダウン症のがん発生抑制

Nature 451, 21–22, 2008

・エイズに抵抗性を持つ遺伝子変異の起源

http://homepage2.nifty.com/fabel/forpclub/summary/20000927.htm

第７章

・二足歩行の効率の良さ

Proc. Natl. Acad. Sci. USA, 104(30) 12265–12269, 2007

【や行】

【ら・わ行】

【さ行】

さくいん

N.D.C.467　201p　18cm

ブルーバックス　B-1626

進化《しんか》から見《み》た病気《びょうき》

「ダーウィン医学」のすすめ

2009年1月20日　第1刷発行
2023年4月12日　第9刷発行

著者　栃内《とちない》　新《しん》

発行者　鈴木章一
発行所　株式会社講談社
〒112-8001 東京都文京区音羽2-12-21
電話　出版　03-5395-3524
販売　03-5395-4415
業務　03-5395-3615
印刷所　（本文印刷）株式会社ＫＰＳプロダクツ
（カバー表紙印刷）信毎書籍印刷株式会社
本文データ制作　講談社デジタル製作
製本所　株式会社国宝社

定価はカバーに表示してあります。

ISBN978-4-06-257626-0

発刊のことば

科学をあなたのポケットに

　二十世紀最大の特色は、それが科学時代であるということです。科学は日に日に進歩を続け、止まるところを知りません。ひと昔前の夢物語もどんどん現実化しており、今やわれわれの生活のすべてが、科学によってゆり動かされているといっても過言ではないでしょう。

　そのような背景を考えれば、学者や学生はもちろん、産業人も、セールスマンも、ジャーナリストも、家庭の主婦も、みんなが科学を知らなければ、時代の流れに逆らうことになるでしょう。

　ブルーバックス発刊の意義と必然性はそこにあります。このシリーズは、読む人に科学的に物を考える習慣と、科学的に物を見る目を養っていただくことを最大の目標にしています。そのためには、単に原理や法則の解説に終始するのではなくて、政治や経済など、社会科学や人文科学にも関連させて、広い視野から問題を追究していきます。科学はむずかしいという先入観を改める表現と構成、それも類書にないブルーバックスの特色であると信じます。

一九六三年九月　　野間省一

ブルーバックス　生物学関係書（I）

1073 へんな虫はすごい虫　安富和男
1176 考える血管　児玉龍彦／浜窪隆雄
1341 食べ物としての動物たち　伊藤　宏
1391 ミトコンドリア・ミステリー　林　純一
1410 新しい発生生物学　木下　圭／浅島　誠
1427 筋肉はふしぎ　杉　晴夫
1439 味のなんでも小事典　日本味と匂学会＝編
1472 DNA（上）　ジェームス・D・ワトソン／アンドリュー・ベリー　青木　薫＝訳
1473 DNA（下）　ジェームス・D・ワトソン／アンドリュー・ベリー　青木　薫＝訳
1474 クイズ　植物入門　田中　修
1507 新しい高校生物の教科書　栃内　新／左巻健男＝編著
1528 新・細胞を読む　山科正平
1537 「退化」の進化学　犬塚則久
1538 進化しすぎた脳　池谷裕二
1565 これでナットク！　植物の謎　日本植物生理学会＝編
1592 発展コラム式　中学理科の教科書　第2分野（生物・地球・宇宙）　石渡正志／滝川洋二＝編
1612 光合成とはなにか　園池公毅
1626 進化から見た病気　栃内　新
1637 分子進化のほぼ中立説　太田朋子
1647 インフルエンザ　パンデミック　河岡義裕／堀本研子
1662 老化はなぜ進むのか　近藤祥司
1670 森が消えれば海も死ぬ　第2版　松永勝彦
1681 マンガ　統計学入門　アイリーン・マグネロ＝文　ボリン・V・ルーン＝絵　神永正博＝監訳　井口耕二＝訳
1712 図解　感覚器の進化　岩堀修明
1725 魚の行動習性を利用する釣り入門　川村軍蔵
1727 iPS細胞とはなにか　朝日新聞大阪本社　科学医療グループ
1730 たんぱく質入門　武村政春
1792 二重らせん　ジェームス・D・ワトソン　江上不二夫／中村桂子＝訳
1800 ゲノムが語る生命像　本庶　佑
1801 新しいウイルス入門　武村政春
1821 これでナットク！　植物の謎Part2　日本植物生理学会＝編
1829 エピゲノムと生命　太田邦史
1842 記憶のしくみ（上）　ラリー・R・スクワイア　エリック・R・カンデル　小西史朗／桐野　豊＝監修
1843 記憶のしくみ（下）　ラリー・R・スクワイア　エリック・R・カンデル　小西史朗／桐野　豊＝監修
1844 死なないやつら　長沼　毅
1849 分子からみた生物進化　宮田　隆
1853 図解　内臓の進化　岩堀修明

ブルーバックス　医学・薬学・心理学関係書（I）

921 自分がわかる心理テスト　芦原　睦　桂　戴作＝監修
1021 人はなぜ笑うのか　志水　彰／角辻　豊／中村　真
1063 自分がわかる心理テストPART2　芦原　睦＝監修
1117 リハビリテーション　上田　敏
1176 考える血管　児玉龍彦／浜窪隆雄
1184 脳内不安物質　貝谷久宣
1223 姿勢のふしぎ　成瀬悟策
1258 男が知りたい女のからだ　河野美香
1315 記憶力を強くする　池谷裕二
1323 マンガ　心理学入門　N・C・ベンソン　清水佳苗／大前泰彦＝訳
1391 ミトコンドリア・ミステリー　林　純一
1418 「食べもの神話」の落とし穴　髙橋久仁子
1427 筋肉はふしぎ　杉　晴夫
1435 アミノ酸の科学　櫻庭雅文
1439 味のなんでも小事典　日本味と匂学会＝編
1472 DNA（上）ジェームス・D・ワトソン／アンドリュー・ベリー　青木　薫＝訳
1473 DNA（下）ジェームス・D・ワトソン／アンドリュー・ベリー　青木　薫＝訳
1500 脳から見たリハビリ治療　久保田競／宮井一郎＝編著
1504 プリオン説はほんとうか？　福岡伸一
1531 皮膚感覚の不思議　山口　創
1551 現代免疫物語　岸本忠三／中嶋　彰

1626 進化から見た病気　栃内　新
1633 新・現代免疫物語「抗体医薬」と「自然免疫」の驚異　岸本忠三／中嶋　彰
1647 インフルエンザ　パンデミック　河岡義裕／堀本研子
1662 老化はなぜ進むのか　近藤祥司
1695 ジムに通う前に読む本　桜井静香
1701 光と色彩の科学　齋藤勝裕
1724 ウソを見破る統計学　神永正博
1727 iPS細胞とはなにか　朝日新聞大阪本社科学医療グループ
1730 たんぱく質入門　武村政春
1732 人はなぜだまされるのか　石川幹人
1761 声のなんでも小事典　和田美代子　米山文明＝監修
1771 呼吸の極意　永田　晟
1789 食欲の科学　櫻井　武
1790 脳からみた認知症　伊古田俊夫
1792 二重らせん　ジェームス・D・ワトソン　江上不二夫／中村桂子＝訳
1800 ゲノムが語る生命像　本庶　佑
1801 新しいウイルス入門　武村政春
1807 ジムに通う人の栄養学　岡村浩嗣
1811 栄養学を拓いた巨人たち　杉　晴夫
1812 からだの中の外界　腸のふしぎ　上野川修一
1814 牛乳とタマゴの科学　酒井仙吉

ブルーバックス　医学・薬学・心理学関係書（Ⅱ）

1820 リンパの科学　加藤征治
1830 単純な脳、複雑な「私」　池谷裕二
1831 新薬に挑んだ日本人科学者たち　塚﨑朝子
1842 記憶のしくみ（上）　ラリー・R・スクワイア／エリック・R・カンデル　小西史朗／桐野　豊＝監修
1843 記憶のしくみ（下）　ラリー・R・スクワイア／エリック・R・カンデル　小西史朗／桐野　豊＝監修
1853 図解　内臓の進化　岩堀修明
1859 放射能と人体　落合栄一郎
1874 もの忘れの脳科学　苧阪満里子
1889 社会脳からみた認知症　伊古田俊夫
1896 新しい免疫入門　審良静男／黒崎知博
1923 コミュ障　動物性を失った人類　正高信男
1929 心臓の力　柿沼由彦
1931 薬学教室へようこそ　二井將光＝編著
1943 神経とシナプスの科学　杉　晴夫
1945 芸術脳の科学　塚田　稔
1952 意識と無意識のあいだ　マイケル・コーバリス　鍛原多惠子＝訳
1953 自分では気づかない、ココロの盲点　完全版　池谷裕二
1954 発達障害の素顔　山口真美
1955 現代免疫物語beyond　岸本忠三／中嶋　彰

1956 コーヒーの科学　旦部幸博
1964 脳からみた自閉症　大隅典子
1968 脳・心・人工知能　甘利俊一
1976 不妊治療を考えたら読む本　浅田義正／河合　蘭
1978 カラー図解　はじめての生理学　上　動物機能編　田中（貴邑）冨久子
1979 カラー図解　はじめての生理学　下　植物機能編　田中（貴邑）冨久子
1988 40歳からの「認知症予防」入門　伊古田俊夫
1994 つながる脳科学　理化学研究所・脳科学総合研究センター＝編
1996 体の中の異物「毒」の科学　小城勝相
1997 欧米人とはこんなに違った日本人の「体質」　奥田昌子
2007 痛覚のふしぎ　伊藤誠二
2013 カラー図解　新しい人体の教科書（上）　山科正平
2024 カラー図解　新しい人体の教科書（下）　山科正平
2025 アルツハイマー病は「脳の糖尿病」　鬼頭昭三／新郷明子
2026 睡眠の科学　改訂新版　櫻井　武
2029 生命を支えるATPエネルギー　二井將光
2034 DNAの98％は謎　小林武彦
2050 世界を救った日本の薬　塚﨑朝子